毎朝こんぶ茶を飲んだら2週間で3kgやせた

ダイエット外来医師
工藤孝文

CCCメディアハウス

はじめに

ダイエットにおすすめなのは1975年ごろの食事

私はダイエット外来の医師として、のべ10万人以上のダイエットに悩む患者さんを診察してきました。

患者さんから「どんなものを食べたらいいですか？」と相談されたときは「1975食」をおすすめしています。


1975食とは、1975年――昭和50年ごろの日本の家庭のごはんです。

ちょうど『ちびまる子ちゃん』で描かれている時代。

ごはんを中心に、日本人が長い間食べてきた大豆製品や魚介類、野菜、海藻、果物、きのこ類、緑茶などを積極的に摂取しつつ、肉や乳製品、卵などのたんぱく質も適度に摂れていました。

ファストフードやコンビニ食、甘いお菓子類は、まだあまりなかった時代です。


ヒトを対象とした実験でも、1975年ごろの日本食には現代食に比べて、健康な人に対しては、ストレス軽減、運動機能向上、軽度肥満の人に対しては、ＢＭＩの低下、悪玉コレステロールや血糖値の低下といった効果があることが明らかになっています。

和食のベースとなった こんぶのうま味

１９７５食のベースはなんといっても、だしです。

煮物、汁物、炊き物などさまざまな料理に使う、和食の基本です。

特に、こんぶを使っただしの歴史は古く、『続日本記』には、７１５年に蝦夷から朝廷にこんぶが献上されたとの記述があるそうです。

こんぶだしは仏教とともに鎌倉時代に全国に広まり、日本料理の起源となった精進料理でも、こんぶだしが要となりました。


最近の研究では、こんぶのぬめり成分のフコイダンが、がん細胞の増殖やウイルス感染の抑制を示唆することからますます世界中で注目されている食材です。

脳が満たされるから自然にやせていく

糖尿病専門の内科医から医師としてのキャリアをスタートし、
自分自身も25kg減量するダイエットをした経験から、
味の濃いもの、甘いもの、脂っこいものを「おいしい！」と感じてしまう
味覚を正常にすることが、ダイエット成功の絶対条件だと実感しました。

味覚の正常化には、こんぶの主成分である「うま味」が重要な役割を果たします。
うま味を感じることで脳が満足するので、
薄味でヘルシーなものを「おいしい！」と感じるようになり、
食事制限や運動をしなくても、面白いようにやせていきます。

しかし、忙しい現代人が、毎日こんぶだしをしっかりとったり、
こんぶ料理を作ることは、現実的には難しいでしょう。
そこで、こんぶのうま味や栄養が凝縮されていて、誰でも手軽に飲める
「こんぶ茶」を毎朝飲むだけの「こんぶ茶ダイエット」を考案しました。

日本人に不足しがちな「うま味」で脳を満足させることで、
手軽で健康的なダイエットを実現できます。

甘いもの、脂っこいものが大好きな方、
食べたいものをガマンするダイエットに挫折した方、
意志が弱いせいだと自分を責めてばかりの方、
面倒なことは何もしたくない方、
体を動かすことが苦手な方

本書を手に取ってくださったあなたの人生は、
今日から明るくなります。
毎朝、1杯のこんぶ茶を飲むだけの「こんぶ茶ダイエット」を
ぜひ試してみてください！

ダイエット外来医師　工藤孝文

『ぽっちゃり漫画家のこんぶ茶ダイエット挑戦記』

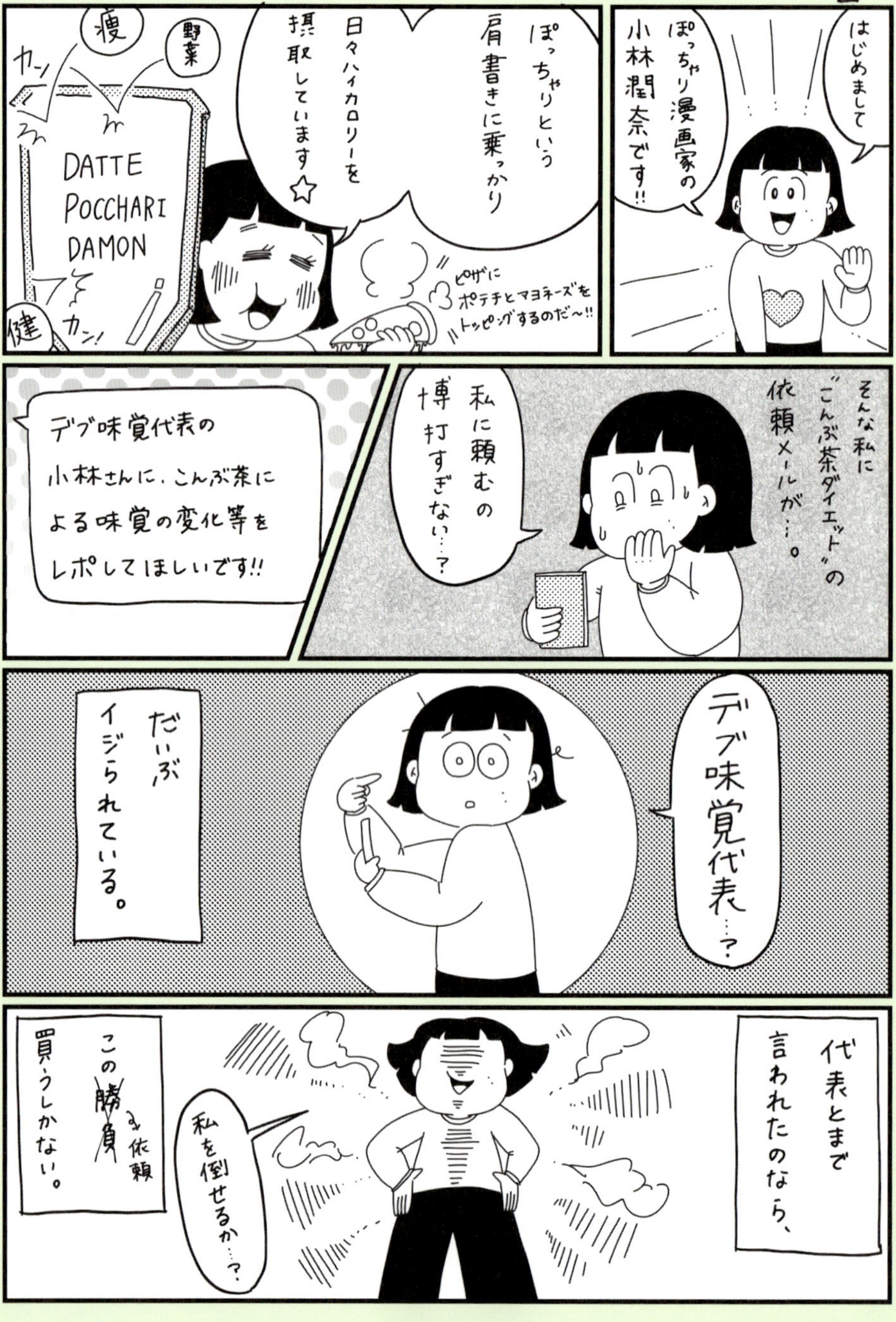
はじめまして
ぽっちゃり漫画家の小林潤奈です!!
ぽっちゃりという肩書きに乗っかり日々ハイカロリーを摂取しています☆
痩
野菜
健
カン
カン!
DATTE POCCHARI DAMON
ピザにポテチとマヨネーズをトッピングするのだ～!!
そんな私に"こんぶ茶ダイエット"の依頼メールが…。
私に頼むの博打すぎない…?
デブ味覚代表の小林さんに、こんぶ茶による味覚の変化等をレポしてほしいです!!
デブ味覚代表…?
だいぶイジられている。
代表とまで言われたのなら、
私を倒せるか…?
この~~勝負~~依頼買うしかない。

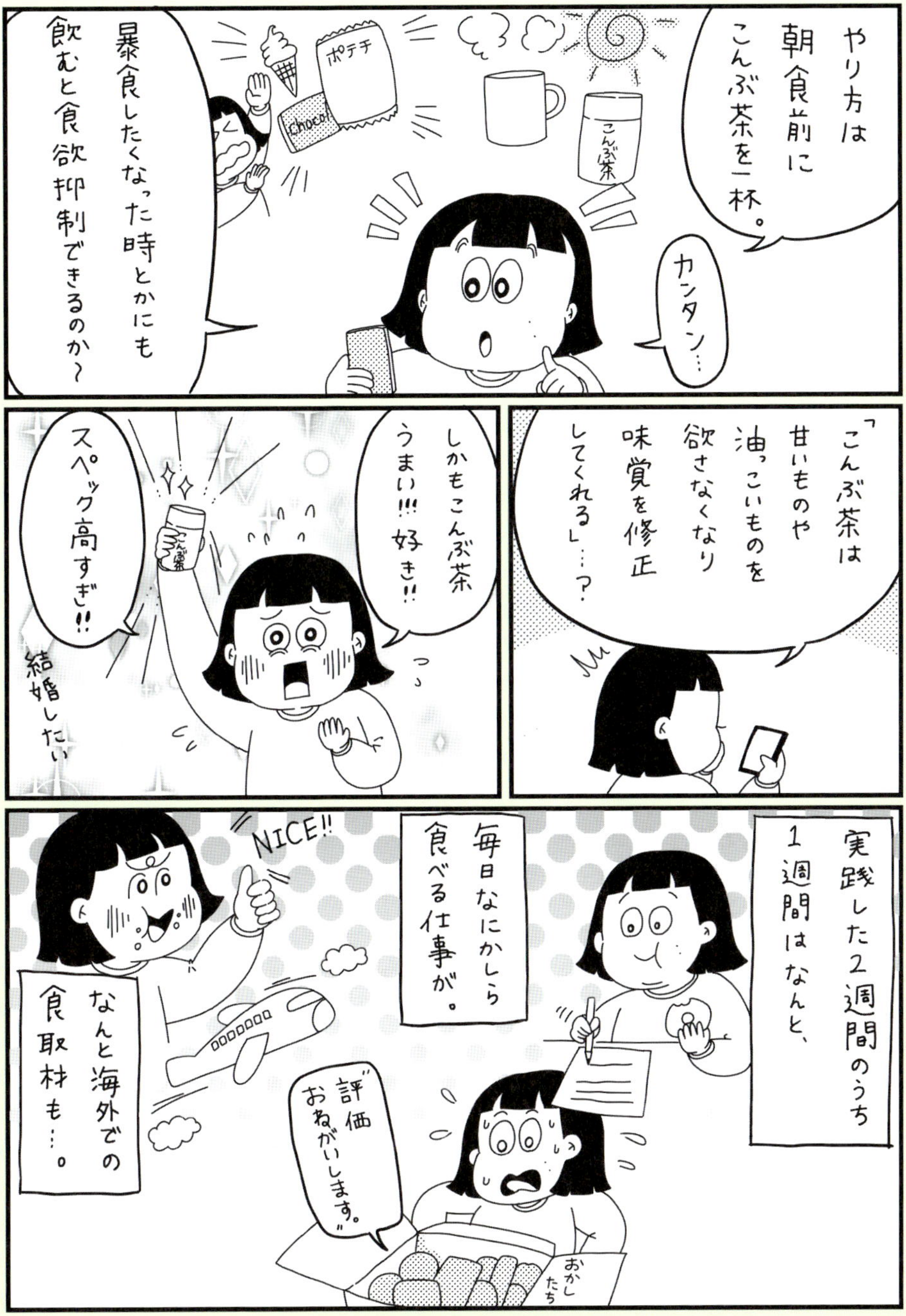
やり方は
朝食前に
こんぶ茶を一杯。
カンタン…
暴食したくなった時とかにも
飲むと食欲抑制できるのか〜
ポテチ
choco
こんぶ茶
「こんぶ茶は
甘いものや
油っこいものを
欲さなくなり
味覚を修正
してくれる」…？
しかもこんぶ茶
うまい!!! 好き!!
スペック高すぎ!!
結婚したい
実践した2週間のうち
1週間はなんと、
毎日なにかしら
食べる仕事が。
NICE!!
なんと海外での
食取材も…。
"評価
おねがいします。"
おかし
たち

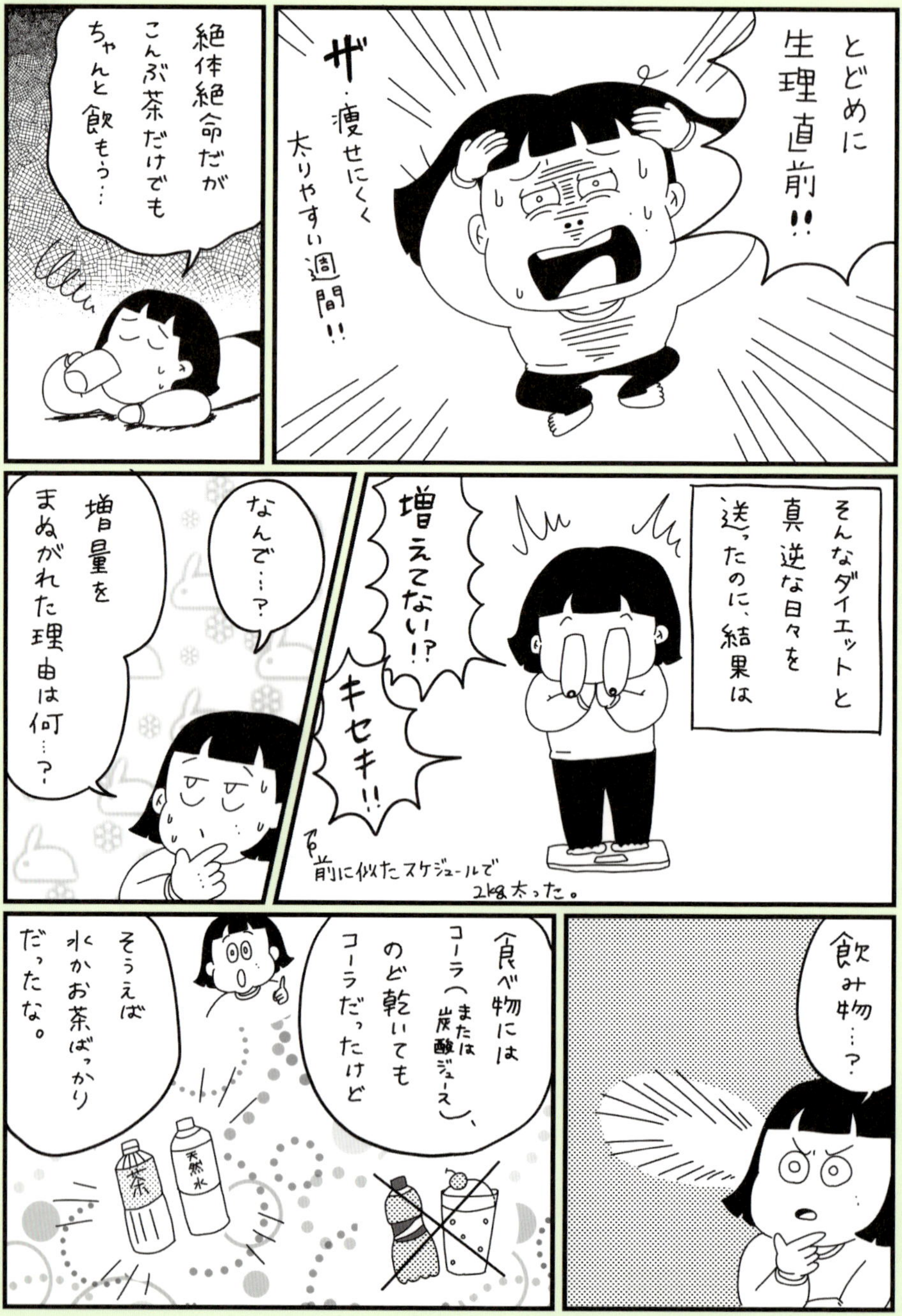
とどめに
生理直前!!
ザ・痩せにくく
太りやすい週間!!
絶体絶命だが
こんぶ茶だけでも
ちゃんと飲もう…
そんなダイエットと
真逆な日々を
送ったのに、結果は
増えてない!?
キセキ!!
前に似たスケジュールで
2kg太った。
なんで…?
増量を
まぬがれた理由は何…?
飲み物…?
食べ物には
コーラ(または
炭酸ジュース)、
のど乾いても
コーラだったけど
そうえば
水かお茶ばっかり
だったな。
茶
天然水

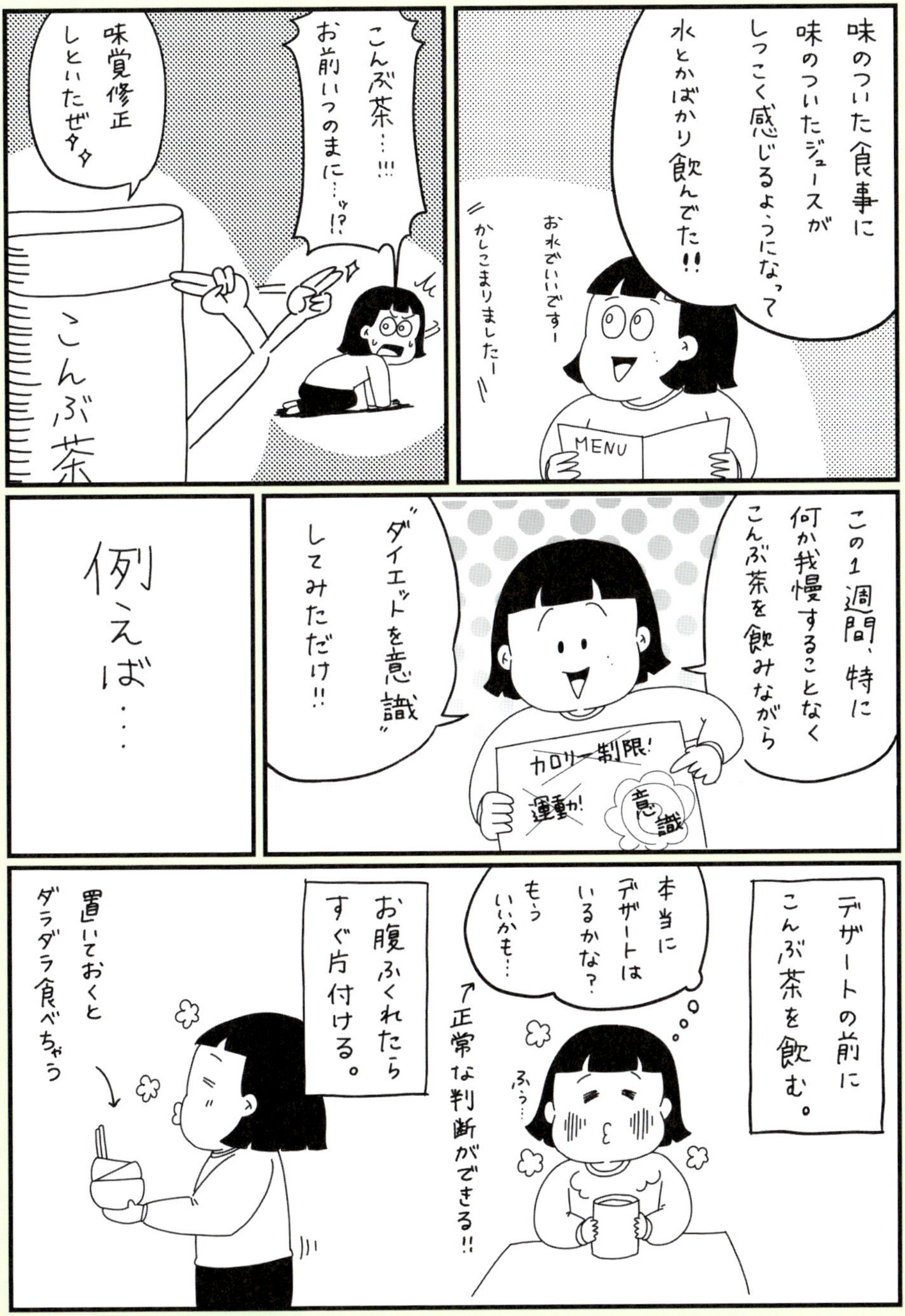

味のついた食事に
味のついたジュースが
しつこく感じるようになって
水とかばかり飲んでた!!
お水でいいですー
かしこまりましたー
MENU
こんぶ茶…!!!
お前いつのまに…ッ!?
味覚修正しといたぜ☆
こんぶ茶
この1週間、特に何か我慢することなくこんぶ茶を飲みながら
"ダイエットを意識"してみただけ!!
カロリー制限!
運動!
意識
例えば…
デザートの前にこんぶ茶を飲む。
本当にデザートはいるかな?
もういいかも…
ふぅ…
↑正常な判断ができる!!
お腹ふくれたらすぐ片付ける。
置いておくとダラダラ食べちゃう

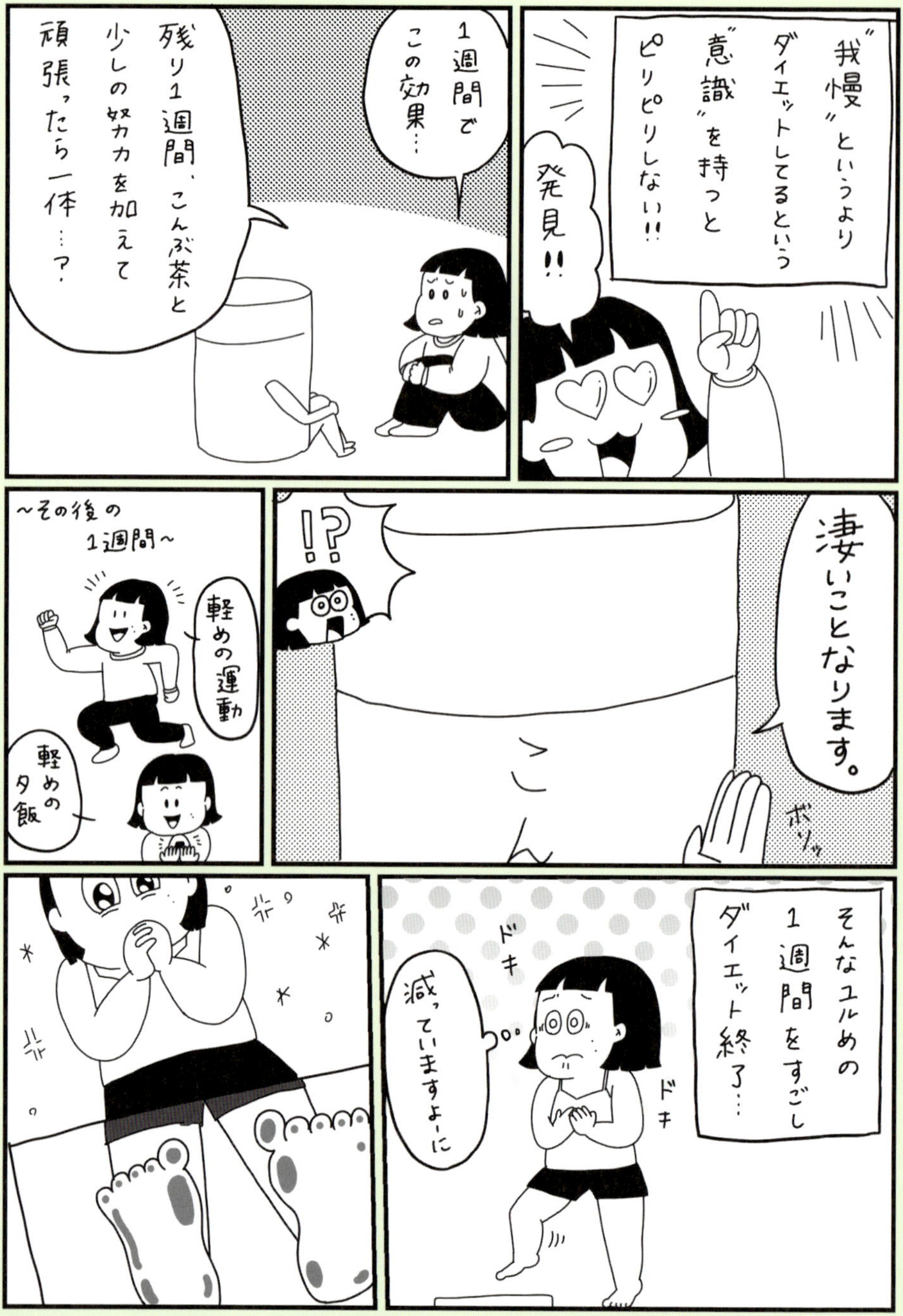
"我慢"というより
ダイエットしてるという
"意識"を持っと
ピリピリしない!!
発見!!
1週間で
この効果…
残り1週間、こんぶ茶と
少しの努力を加えて
頑張ったら一体…?
凄いことなります。
ポソッ
!?
こん
～その後の
1週間～
軽めの運動
軽めの夕飯
そんなユルめの
1週間をすごし
ダイエット終了…
ドキ
ドキ
減っていますよーに

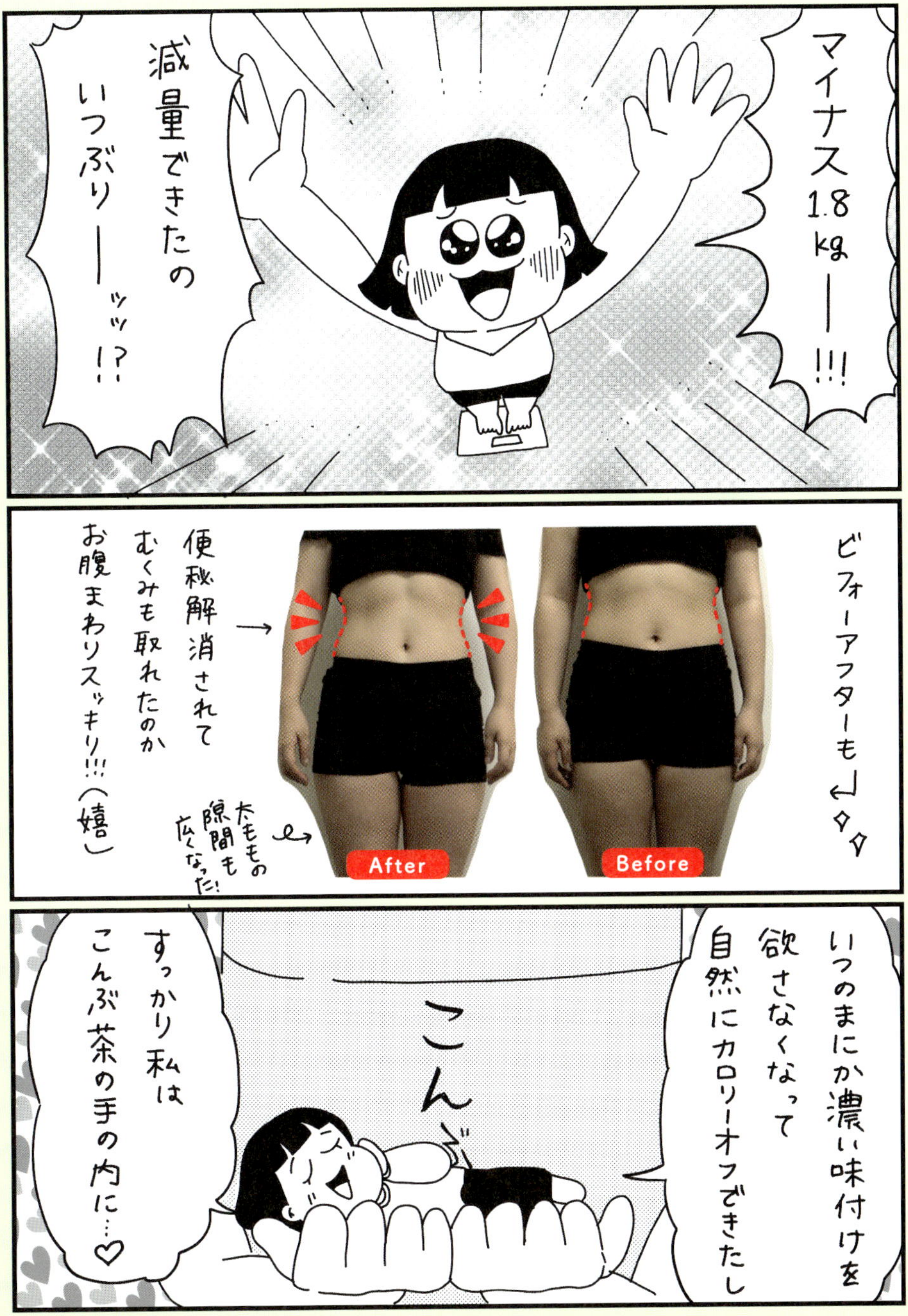
マイナス1.8kgーー!!!
減量できたのいつぶりーーッッ!?!!
ビフォーアフターも↓
便秘解消されてむくみも取れたのかお腹まわりスッキリ!!!(嬉)
太ももの隙間も広くなった!
After
Before
いつのまにか濃い味付けを欲さなくなって自然にカロリーオフできたし
こんぶ
すっかり私はこんぶ茶の手の内に…♡

こんなにやせた！

こんぶ茶ダイエット 2週間モニターチャレンジ

After

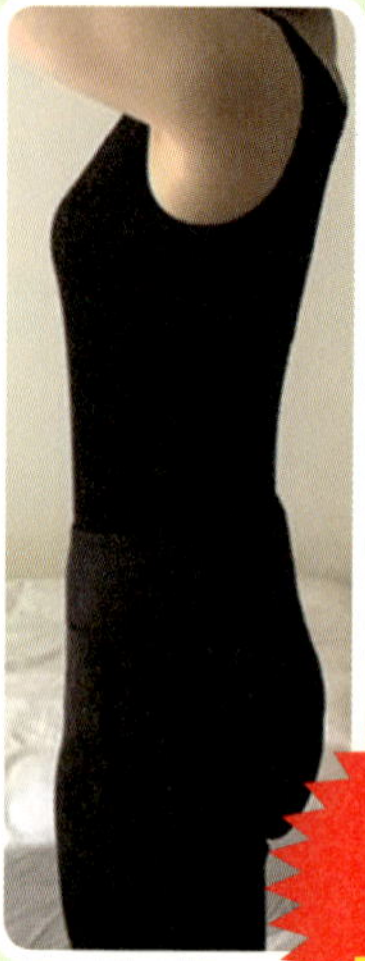

Before

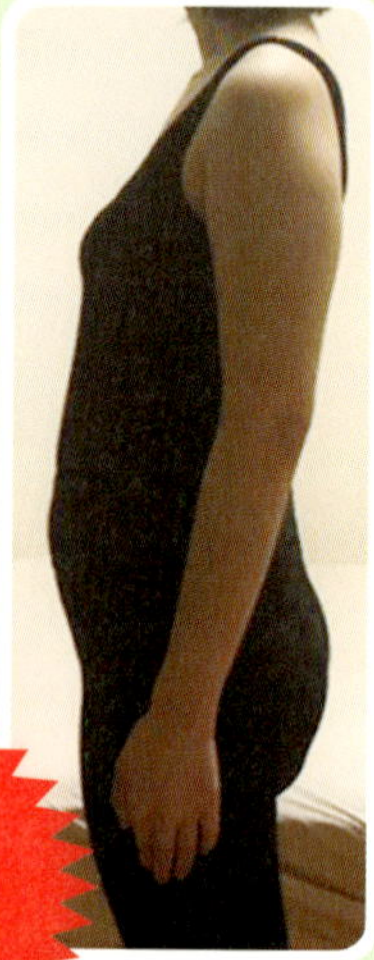

DATA

30歳女性
身長158cm

［体重］
46.9kg ← 50.4kg

［ウエスト］
62.3cm ← 66cm

＼2週間で／
［体重］ -3.5kg ［ウエスト］ -3.7cm

体重がするする落ちて便通も改善 味覚が変わるからリバウンドもなし！

仕事が忙しく、食事の時間も不規則なので、こんぶ茶を飲むだけの手軽さが嬉しいです。特別な運動はまったくしていないのに、するすると体重が落ちたのにはびっくり。食物繊維の効果で便通も改善しました！

実は、2週間チャレンジが終わってからも、体重が落ち続けています。甘いものはときどき食べますが、脂っこいものは食べたくならないんです。こんぶ茶ダイエットは、デブ味覚に戻らない＝リバウンドしづらいダイエットだと思います。

challenge!

工藤先生より

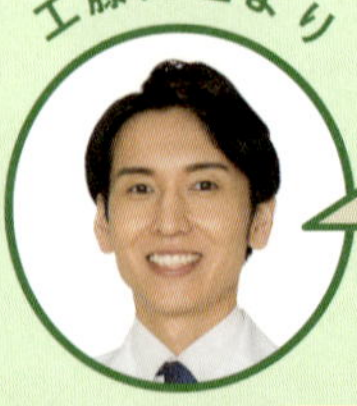

食嗜好が変わり、味覚リセットの成功です。血液検査の結果、LH比（P51）も理想的な数値になりました。このまま続けてやせ味覚が定着すれば、リバウンドも心配ありません！

After

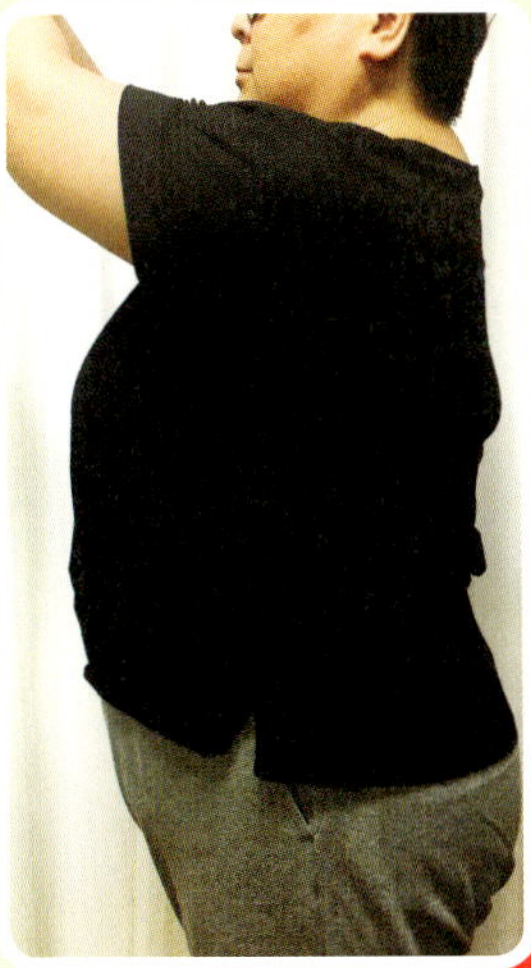

Before

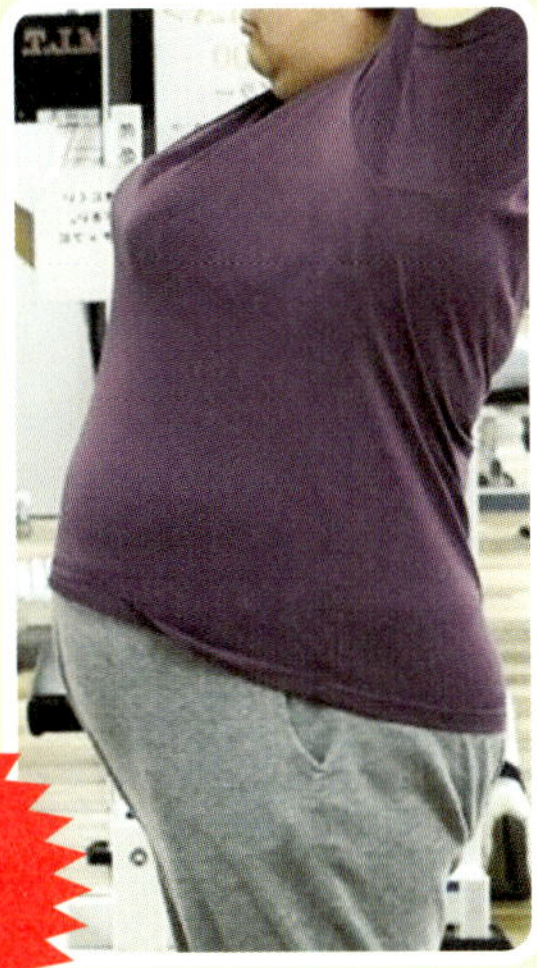

DATA

45歳女性
身長162cm

［体重］
77.2kg ← 83.5kg

［ウエスト］
78cm ← 84cm

＼2週間で／
［体重］ -6.3kg ［ウエスト］ -6cm

産後30kg増えた体重が6kg減！血圧やコレステロールにも変化が

産後から少しずつ太り始め、気づいたら10年で30kg増。血圧や血糖値、コレステロール値も高く、健康診断で注意されていました。

もともとピザや唐揚げなどの脂っこいものや、甘いおやつが大好きでしたが、こんぶ茶を飲み始めて5日ほど経ったころ、不思議と体が欲しなくなったのです。

こんぶ茶は、お湯で溶かすだけなので気軽に続けられて、しかも味がおいしいので、間食や食べ過ぎを防ぐ効果もあり、ガマンなしでいつの間にか6kgもダウン！

血圧やコレステロール値も少しずつですが下がっていたので、これからも続けていきたいです。

工藤先生より

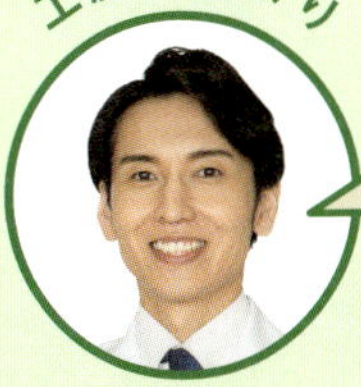

体重やウエストだけでなく、生活習慣病リスクである血圧や血糖値、コレステロール値なども2週間で改善が見られました。このまま続けて、健康的な体を手に入れてください！

こんぶ茶ダイエット継続中！モニターレポート

ダイエット外来の患者さんたちにも、工藤先生の指導のもとでこんぶ茶ダイエットに挑戦していただきました。成功者が続出です！

落ちにくい背中や腰のお肉が消えてスッキリ！

Before

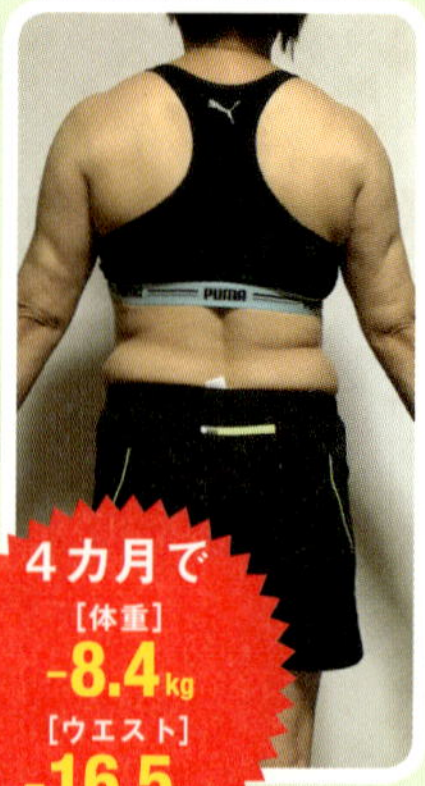

After

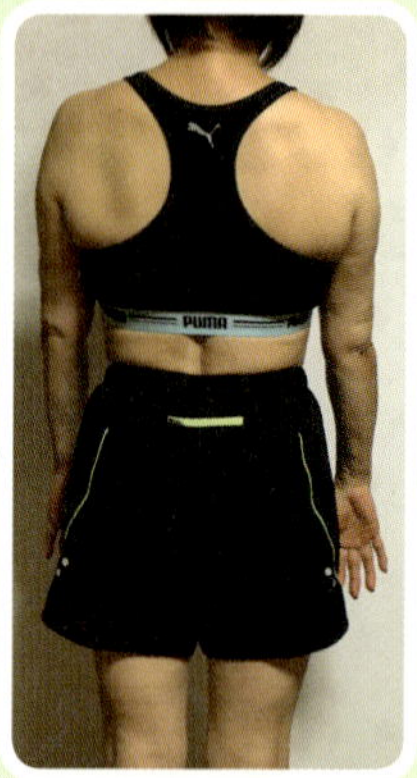

DATA

59歳女性
身長153cm

［体重］
63kg
54.6kg ←

［ウエスト］
83.5cm
67cm ←

4カ月で
［体重］-8.4kg
［ウエスト］-16.5cm

体全身が引き締まって精悍なイメージに！

Before

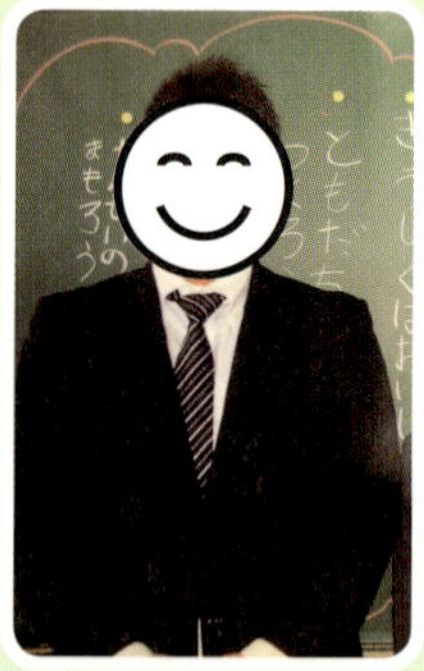

After

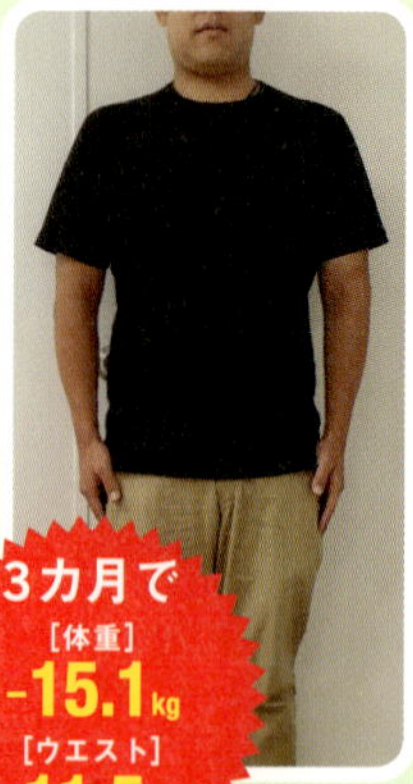

DATA

35歳男性
身長175cm

［体重］
108.6kg
93.5kg ←

［ウエスト］
101.5cm
90cm ←

3カ月で
［体重］-15.1kg
［ウエスト］-11.5cm

おなかまわりがやせてタイトな服がお似合い！

Before

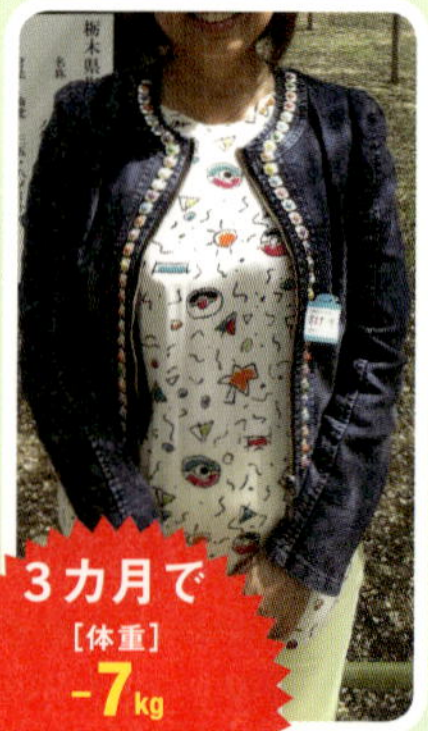

After

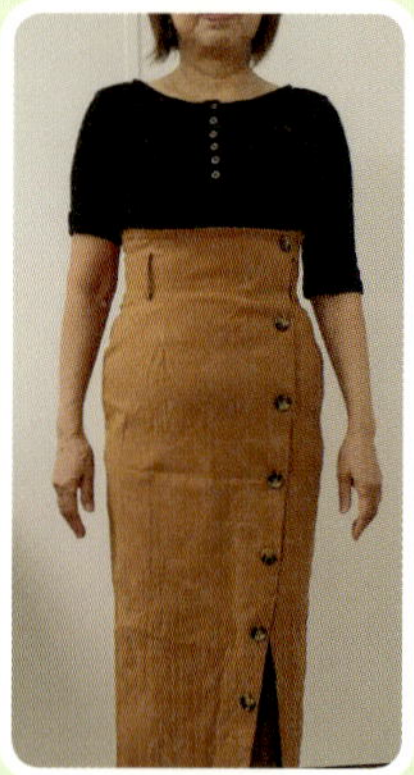

DATA

61歳女性
身長152.6cm

［体重］
58kg
51kg ←

［ウエスト］
78cm
66cm ←

3カ月で
［体重］-7kg
［ウエスト］-12cm

こんぶ茶ダイエット
モニター平均

[体重] -9.11kg

[ウエスト] -10.9cm

ウエストが10cm減って若々しいスタイルに！

After

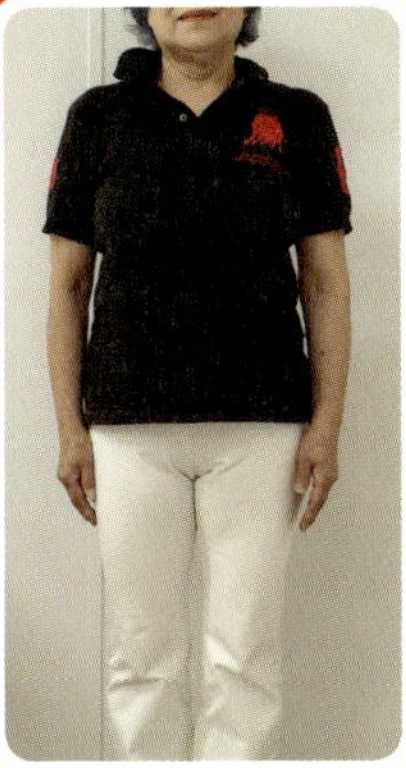

DATA

70歳女性
身長155cm

[体重]
69.1kg
65.7kg ←

[ウエスト]
82cm
72cm ←

Before

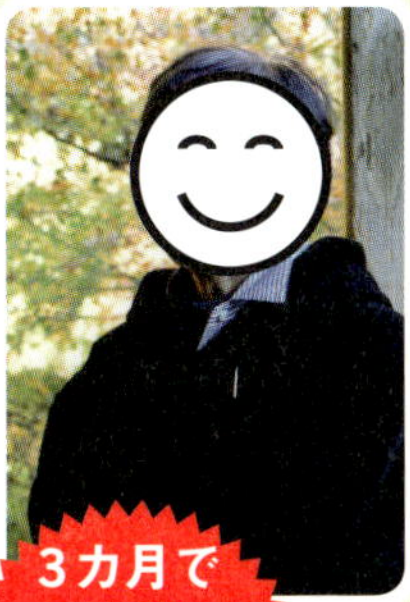

3カ月で
[体重] -3.4kg
[ウエスト] -10cm

バランス良く全身やせ！華奢なスタイルに変身

After

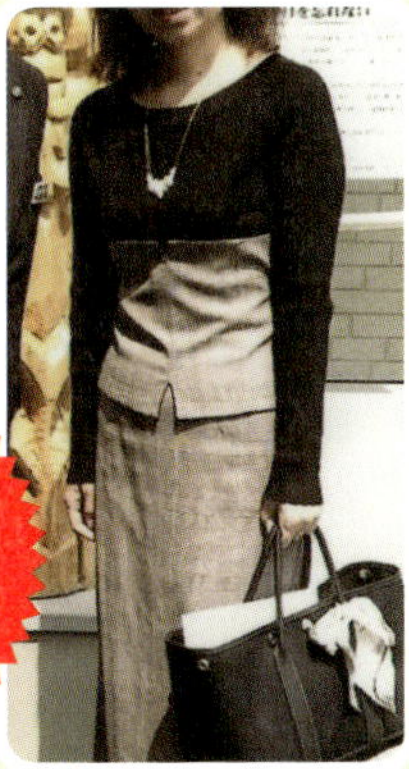

6カ月で
[体重] -15.2kg
[ウエスト] -11cm

DATA

45歳女性
身長150cm

[体重]
55.2kg
40kg ←

[ウエスト]
67.5cm
56.5cm ←

Before

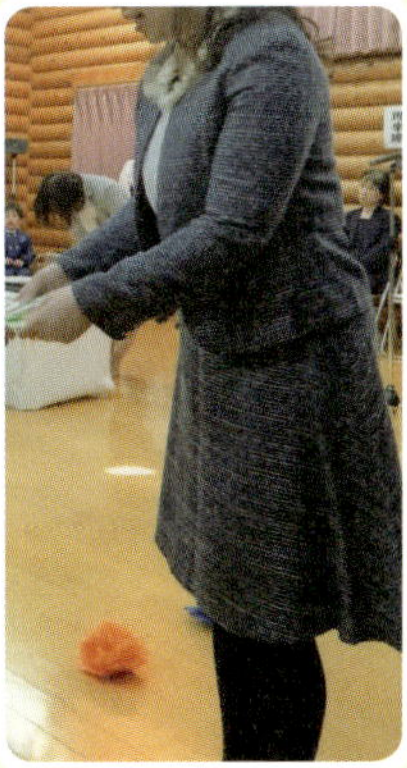

体重もウエストもダウン大幅なダイエットに成功！

After

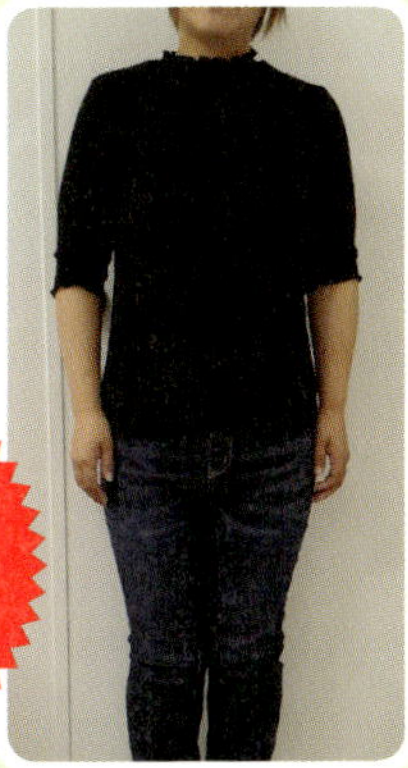

2カ月で
[体重] -14kg
[ウエスト] -17cm

DATA

37歳女性
身長159cm

[体重]
84kg
70kg ←

[ウエスト]
98cm
81cm ←

Before

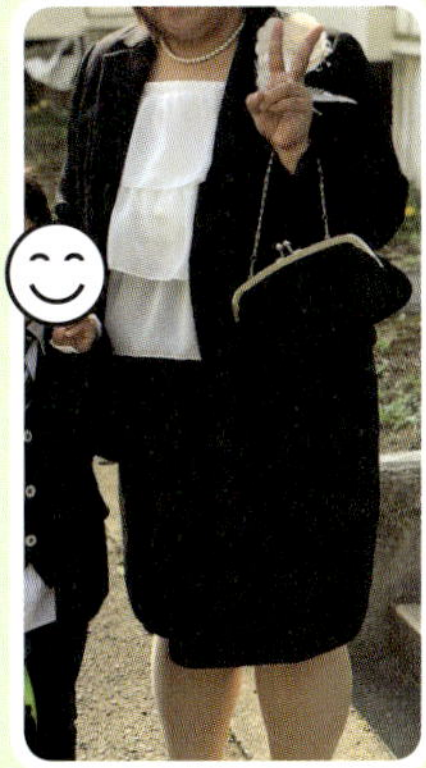

※減量効果には個人差があります。

もくじ

Chapter 01
こんぶ茶ダイエットのすごい効果

Chapter 02
こんぶ茶でみるみるやせる理由

Chapter 03

毎朝1杯飲むだけ！こんぶ茶ダイエットの基本

Chapter 04

おいしいから続けられる！こんぶ茶レシピ

Chapter 05 味覚リセット成功のためのドクターアドバイス

COLUMN

● こんぶ茶のこの成分がすごい！

本書に掲載のレシピについて

- 各レシピの材料の分量は、1カップ＝200ml、大さじ1＝15ml、小さじ1＝5mlで計量しています（1ml＝1cc）
- 電子レンジの加熱時間は600Wを基準にしています。500Wの場合は1.2倍、700Wの場合は0.8倍にしてください。メーカーや機種によって仕上がりが変わる場合があるので、様子を見ながら調整してください。
- こんぶ茶は、メーカーによって味や塩分含有量が異なります。味を見ながらお好みで調節してください。

Chapter

01

こんぶ茶ダイエットのすごい効果

こんぶ茶ダイエットは、毎朝１杯のこんぶ茶を飲むだけで、デブ味覚をリセットして、無理なくやせていくダイエットです。ダイエット以外にも、健康や美容にいい成分をたっぷり含んでいます。こんぶ茶のすごい効果をぜひ知ってください。

ダイエット、生活習慣病予防、不調改善
こんぶ茶は体にいいことだらけ！

1 食欲をコントロールして「デブ味覚」改善

食べたいものを無理矢理ガマンするのではなく、味覚を変えることでスムーズにやせられます。

2 味覚を研ぎ澄まして「やせ味覚」に

味の濃いもの、脂っこいもの、甘いものなど、太りやすいものが、いつの間にか欲しくなくなります。

3 代謝が上がって脂肪の燃焼をサポート

食べ物から摂取したエネルギーを効率よく代謝して脂肪の燃焼を助け、太りにくい体を作ります。

4 イライラを緩和してストレス食べを阻止

脳の興奮を沈めてリラックスさせる作用があるので、イライラ食べ、ストレス食べを防ぎます。

5
腸内環境を整えて
便秘や下痢を改善

うま味成分と食物繊維が腸を健康にするので、便秘や下痢が改善して免疫のバランスも整います。

6
血糖値を安定させて
糖の吸収を緩やかに

こんぶに含まれる食物繊維のネバネバが糖の吸収を穏やかにするので、血糖値の上昇を抑えます。

7
血流を改善して
冷えや疲れを和らげる

豊富なミネラル類が血流を改善して肩こりや腰痛、冷え、疲れなどの予防や改善が期待できます。

8
自律神経を整えて
不調を改善する

グルタミン酸から作られるGABAが自律神経のバランスを整えて、さまざまな不調に働きかけます。

9
リラックス効果で
メンタルも落ち着く

カルシウムがイライラやストレスを緩和して心身をリラックスさせ、メンタルを安定させます。

10
アレルギーを改善して
過ごしやすく

アトピー性皮膚炎や花粉症などのアレルギー症状の予防、改善が期待できる抗アレルギー成分を含みます。

食事制限は不要！

脳を満足させるから
食欲の暴走を抑えられる！

やせられないのは脳の誤作動のせい

ダイエットに成功するためにもっとも大切なことは何だと思いますか？

誘惑に打ち勝つ強い意志？　激しい運動？　低カロリーな食事？

どれも一時的に体重を落とすことができますが、辛いガマンを強いるため、長続きはせず、挫折した経験を持つ方も多いでしょう。これだけでは、太っていることの**根本的な解決にはなりません**。

ダイエットに成功するために大切なことは、**脳を満足させて、甘いものや脂っこいものを次々に食べてしまう、食欲の暴走を止める**ことです。

なぜ食欲が暴走してしまうのでしょうか？

それは脳に関係があります。

脂肪や糖質の多い食べ物を摂ると、脳がドーパミンという快楽物質を作ります。「こってりしたものや甘いものを食べることこそ幸せ！」と**脳が勘違い**してしまうのです。

健康を害さない程度の量で満足しているうちはいいのですが、脳が快感を求めて高脂肪の食品や糖質の摂取を求めるので、だんだん摂取量が増えていきます。気づいたときには摂取しないとイライラが起こるなど、禁断症状があらわれます。

つまり、**麻薬と同じような依存性があるのです**。実際に甘いものはコカイン以上に依存性が高いという研究もあります。

こんぶ茶で味覚をリセットすれば自然にやせられる

このスパイラルから抜け出すためには、こってりしたものや甘いものを好むデブ味覚を正常にして、**薄味でヘルシーな食材でも満足できる、やせ味覚にリセットしていく必要があります**。無理な食事制限をしなくても、自然に食欲を落ち着かせることができて、気づいたらするするとやせていきます。

この味覚リセットにおすすめなのが、こんぶ茶です。

朝1杯のこんぶ茶を飲むだけで、グルタミン酸をはじめとしたうま味成分や、こんぶに含まれるさまざまな栄養素が脳を満足させるので、**約2週間で味覚が正常に**なっていきます。早い人は数日で味覚が変わってきたのを感じるでしょう。

味覚の変化を楽しみに、今日からこんぶ茶ダイエット、始めてみませんか？

やせグセがつく！

代謝がアップするから 脂肪がどんどん燃焼する

代謝をアップしてラクにやせられる体に

私たちの体は、体を動かすことでエネルギーを消費する「活動代謝」、食事をしたものの消化にエネルギーを使う「食事誘発性熱産生」、そして生命を維持するために必要な「基礎代謝」の3種類の代謝を行っています。

この中で、**もっともエネルギーを必要とするのが基礎代謝**です。

1日の総消費エネルギー量のうち約60％を占めていて、主に体温キープに使われています。特別な運動をしなくても、寝ているときや座って仕事をしているときにも消費されています。

つまり、効率よくエネルギーを消費して、ラクしてやせる体を作るためには、**基礎代謝を上げるのが手っ取り早い**のです。

こんぶ茶には、**基礎代謝をアップするヨウ素**が含まれています。

また、こんぶのぬめり成分である**アルギン酸は、食べ物から摂取したエネルギ**

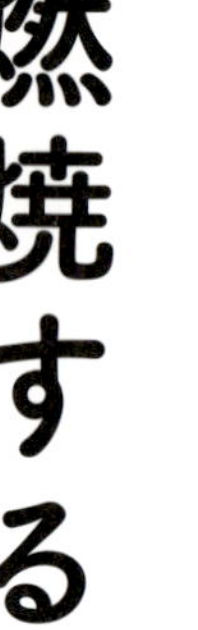

ーを、**効率よく代謝する働きがある**ので、やせやすい体作りを助けてくれるでしょう。色素成分の**フコキサンチンにも、脂肪の燃焼を促進する**作用があります。

温かいこんぶ茶＋生薬で体を温めて代謝を上げる

基礎代謝は体の冷えとも関係しています。冷え症の人は、基礎代謝も低い状態だといえるでしょう。**体温が１℃下がると代謝が12％も低下する**といわれていて、体が冷えると、内臓や血管の動きも鈍くなり、やせにくい体になってしまいます。体の外側、内側の両方から温めることが大切です。

朝1杯の温かいこんぶ茶を飲むと、体の内側から温まって代謝がアップ。活動的に1日をスタートさせることができます。

しょうがや山椒など、体を温めて代謝をアップする生薬とこんぶ茶との組み合わせもおすすめです。「しょうが入りこんぶ茶」「山椒こんぶ茶」のレシピはP83を参照してください。

こんぶ茶ダイエットは、デブ味覚をリセットすることが主な目的ですが、こんぶ茶には**代謝アップや脂肪燃焼など、やせやすい体を作る成分がたくさん含まれている**ので、相乗効果であなたのダイエットをサポートしてくれます。

免疫バランスアップ!

腸内環境が良くなるから 便秘や下痢も改善する

不足しがちな水溶性食物繊維を手軽に摂れる

こんぶには、ごぼうの約5・0倍、さつまいもの約8・0倍もの豊富な食物繊維が含まれています。こんぶ茶にも食物繊維は含まれているので、手軽に摂取することができます。

食物繊維は、水に溶けない「不溶性食物繊維」と、水に溶ける「水溶性食物繊維」の2種類に分類されます。現代人には特に、**水溶性食物繊維が不足**しているといわれていて、便秘や下痢などの原因になっています。

ぬめり成分が血糖値上昇を抑えて生活習慣病を予防

こんぶには、水溶性食物繊維である**アルギン酸とフコイダンが豊富**です。こんぶを煮たときなどに出るぬめり成分で、水に溶けるとゼリー状になります。

このゼリー状の食物繊維が**小腸での栄養素の吸収をスムーズにして、食後の血**

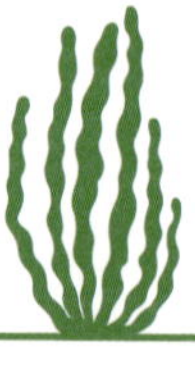

糖値上昇を緩やかにします。

また、血中のコレステロールを吸着して、体外に排出することで**コレステロール値をダウンさせる**作用もあります。さらに、ナトリウムを排出する効果もあるので、**高血圧予防**も期待できるでしょう。

腸内環境が整えば免疫もバランスよく

アルギン酸とフコイダンには、**腸の老廃物を体外に出すデトックス作用**のほか、**腸内の善玉菌を増やす作用**もあるので、定期的に摂取することで、腸内フローラを理想の状態に整えてくれます。

腸には全身の免疫細胞の50〜60％が集まっているので、**腸内環境が良くなると、免疫のバランスが整います**。免疫とは、体内に病原菌やウィルスなどの異物が入ってきたときに、守ろうとする働きのこと。

無理なダイエットをすると、栄養バランスが崩れて、免疫が下がってしまうこともあるので、こんぶ茶で防ぎましょう。

また、私たちを幸せな気分にしてくれる幸せホルモン「セロトニン」も腸で作られるので、**メンタル安定のためにも腸内環境を整えることは大切です**。

血流がアップ

冷えやむくみなどの不調から
生活習慣病予防まで役立つ

豊富なミネラルで血流をアップして不調を緩和

ビタミンやミネラルが不足すると、血流が悪くなります。血流が滞ると、体が冷えやすくなったり、頭痛や肩こり、むくみ、慢性疲労などの不調が起こります。

こんぶ茶には、**カルシウムやカリウム、鉄、ヨウ素など、海の恵みのミネラルが豊富**です。たっぷりのミネラルを摂ることで、血流が改善され、頭痛や肩こり、むくみ、冷え、慢性疲労なども少しずつ改善されていきます。

こんぶの有効成分には血圧を下げる作用も

こんぶ茶に含まれるグルタミン酸やカリウム、ラミニンには、**血圧を安定させる作用**があります。

ただし、市販のこんぶ茶は塩分を含むため、飲み過ぎると塩分過多になるので注意しましょう。塩分が気になる方は、Ｐ62の手作りこんぶ茶をおすすめします。

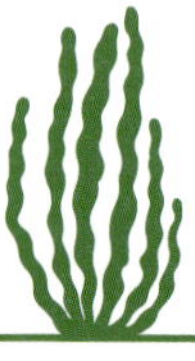

ピロリ菌を退治して胃腸の健康を守る

こんぶの水溶性食物繊維フコイダンには、胃壁を傷つけ、胃潰瘍や十二指腸潰瘍の一因となる**ピロリ菌を体外に排出させる**働きがあります。特有のぬめりで胃の粘膜を保護して、健やかな胃腸を守ります。

深刻な病気につながる動脈硬化も予防

水溶性食物繊維の**アルギン酸やフコイダンには、動脈硬化を予防する作用があります**。動脈硬化とは動脈壁の弾力性が失われ、硬くなった状態。進行すると脳出血や脳梗塞など、命に関わる可能性があります。

アルギン酸とフコイダンは、**コレステロールの吸収を抑制し、血中のコレステロールの増加を抑え**ます。また、コレステロールを材料にして作られる胆汁酸を吸着し、体外に排出するので**胆石予防も期待**できます。

血糖値の急上昇を抑え、糖尿病を予防

アルギン酸とフコイダンは、**摂取した食べ物の糖の吸収をゆるやかにする**ので、血糖値の急上昇を防ぐことができ、糖尿病を予防します。

心も穏やかに

自律神経のバランスが整って
メンタルの不調も上向きに

ストレスと肥満の切っても切れない関係

私たち現代人は普段の生活の中で、誰でも何かしらのストレスを抱えているものです。スムーズなダイエットのためには、ストレスを和らげて、気持ちをリラックスさせることがとても重要です。

ストレスから暴飲暴食をしてしまった経験のある方もいると思いますが、「ストレス太り」という言葉があるように**ストレスと肥満には深い関わり**があります。

ストレスがあなたをお菓子や炭水化物に走らせる

ストレスを感じると、食欲を増進するホルモンが分泌され、脳は精神を安定させる幸せホルモン・セロトニンを分泌させようとします。

手っ取り早くセロトニンを分泌させるには糖質を摂ること。だからストレスを感じると、甘いお菓子や菓子パン、チョコレートなどを欲してしまうのです。

脳が疲れるとデブ味覚になりやすい

また、過剰なストレスに長くさらされると、脳の機能が低下して、情報処理や情報伝達にズレが起こってきて、五感（味覚・聴覚・視覚・嗅覚・触覚）が鈍くなるという研究もあります。

すると、いくら食べても満足できなくて大量に食べてしまったり、味覚が鈍感になって、より甘いもの、こってりした食べ物を欲するようになります。

つまり、**ストレスでデブ味覚に陥ってしまう**ケースもあるのです。

こんぶ茶で味覚を正常化しながら心を穏やかに

こんぶ茶ダイエットなら、**ストレスで乱れた味覚を正常にリセットしながら、同時に気持ちを落ち着かせる**ことができます。

イライラして何かを食べそうになったら、温かいこんぶ茶をゆっくりと飲むと、気分がだいぶ落ち着くでしょう。**うま味成分のグルタミン酸が胃に送られると、リラックスの神経である副交感神経のスイッチが入り**、ガチガチに緊張していた心がほっとゆるんで、リラックスするという研究結果もあります。

ストレスで食べ過ぎてしまう人に、ぴったりのダイエット方法だといえるでしょう。

体質をゆっくり改善

花粉症やアトピー性皮膚炎など気になるアレルギー症状も改善

つらい症状をこんぶのパワーで和らげる

こんぶには、抗アレルギー成分が含まれているので、花粉症などアレルギー症状の緩和にも役立ちます。

こんぶに含まれる水溶性食物繊維である**フコイダンには、アレルギー症状を引き起こすヒスタミンの分泌を抑える**という研究結果があります。

こんぶの抗アレルギー成分は、こんぶそのものに含まれているので、こんぶだしでは摂ることができません。こんぶ茶で手軽に摂るか、Ｐ62でご紹介している手作りこんぶ茶もおすすめです。

腸内を整えて免疫バランスを整える

私たちの体には、もともと病原菌などから体を守る免疫機能が備わっていて、この免疫機能に異常が生じると、免疫細胞がアレルギー反応を起こし、さまざまな症状となってあらわれます。

免疫細胞は全身に分布していますが、50〜70%が腸に集中しています。P28でも紹介した通り、こんぶ茶には腸を整える水溶性食物繊維が豊富です。**腸内環境を整えることで免疫のバランスが改善して、アレルギー症状を和らげます**。

ラミナリンが潰瘍性大腸炎や食物アレルギーを緩和？

腸は常に病原体や摂取した食品に含まれる物質にさらされています。なかには、アレルギーを誘発したり、炎症を引き起こしたりする物質も含まれています。

こんぶには、**糖質成分のラミナリン**という成分が含まれます。ラミナリンは胃で吸収されずに腸に届いて乳酸菌を増やし、免疫を活性化させるといわれています。

最近の研究では、ラミナリンの働きによって、大腸の粘膜に潰瘍やびらんができてしまう潰瘍性大腸炎やクローン病、食物アレルギーを引き起こす炎症を抑える可能性があることが発表されています。

COLUMN

こんぶ茶のこの成分がすごい！

「グルタミン酸」

こんぶに豊富に含まれる、うま味成分のグルタミン酸。グルタミン酸は私たちの体内でも作られていて、母乳の主成分でもあります。

グルタミン酸には、食べ物にうま味を与え、食欲を増進する働きがあります。胃腸の働きを良くして消化吸収力を高めます。

ダイエット面では、味覚をリセットして正常にするほか、脂肪の蓄積を抑え、血圧を下げる作用により、やせるだけでなく、生活習慣病の予防効果も期待できます。

ストレスを緩和して自律神経を整え、リラックスする効果もあります。

グルタミン酸は、トマトや干ししいたけ、緑茶、白菜、チーズなどにも含まれますが、こんぶの含有量がダントツで多いのです。

Chapter
02

こんぶ茶でみるみるやせる理由

こんぶ茶を毎朝１杯飲むだけで、なぜやせられるの？ まだ半信半疑の方も多いかもしれません。この章では、なぜ今までのダイエットが失敗したのか、こんぶ茶ダイエットと今までのダイエットがどう違うのかを、詳しく解説します。

1

デブ味覚をリセット

もしかして私も⁉ デブ味覚チェック

「甘い味」「こってり味」好きは要注意！

脂たっぷりのこってりラーメンに揚げ物、白いごはんが止まらない濃い味つけのおかず、甘いスイーツやお菓子、砂糖たっぷりの清涼飲料水……これらが大好き！ という人は要注意です。既に「デブ味覚」になっているかもしれません。

こうしたものを日常的に食べ続けると、**舌が正常な味覚を失ってしまい、より濃い味、甘い味を求めずにはいられない「デブ味覚」**になってしまいます。甘いものや脂っこいものは高カロリーなので、食べれば食べるほど太ってしまいます。

太っている人とやせている人の決定的な差とは？

太っている人と、やせている人ではどこが決定的に違うと思いますか？ 生まれつきの遺伝子？ 努力できる意志の強さ？ 運動神経？ 美意識？ どれも正解ではありません。

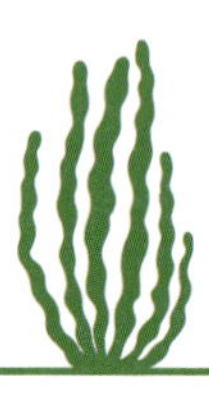

ダイエット外来で、のべ10万人以上の患者さんを診てきた私が、観察・分析をした結果、**太っている人と、やせている人では味覚が決定的に違う**のです。

あなたは太りやすい「デブ味覚」なのか、太りにくい「やせ味覚」なのか、まずは左の表でチェックしてみましょう。

Check List

デブ味覚 チェックリスト

- □ 肉はもも肉やロースなど脂身がある部位が好き
- □ たれやドレッシングはいつもたっぷりかける
- □ コンビニ弁当や総菜の味つけをおいしく感じる
- □ 生野菜があまり好きではない
- □ スイーツが欠かせない
- □ 週に4回以上外食をする
- □ ケチャップやソースは多めにつけるのが好み
- □ おなかが空いてないのに食べてしまうことが多い
- □ 薄味では物足りない

1つでも当てはまればあなたも「デブ味覚」かも!?

依存性の高い高脂肪食と糖質がデブ味覚を育ててしまう

味覚リセットで脂肪や糖への依存からするっと抜け出す

近年の研究で、脂肪にも味があることがわかり、「甘味」「塩味」「酸味」「苦味」「うま味」の五味以外に、**第6の味覚として「脂肪味」**が認識されるようになりました。脂肪味の食べ物は、高脂肪の加工肉、チョコレート菓子、ドーナツ、フライドポテトなどで、**アルコールやタバコよりも依存性が高い**といわれています。デブ味覚の人は味覚が鈍っていて脂肪味を感じられないため、ついつい食べ過ぎてしまいます。

高脂肪食と同じくらい中毒性が高いのが甘いものです。左ページの表のようなシュガースパイラルにハマってしまうと、**意志の力だけでやめることは難しい**でしょう。依存から抜け出すためには、味覚リセットが重要です。味覚がリセットされると、高脂肪食や甘いものを欲しなくなり、食べたとしても、少量で満足できるようになります。**つらい食事制限やガマンとは無縁のまま**、自然にやせていきます。

こんぶ茶ダイエットで
ここから抜け出そう！

甘いものに依存する
シュガースパイラル

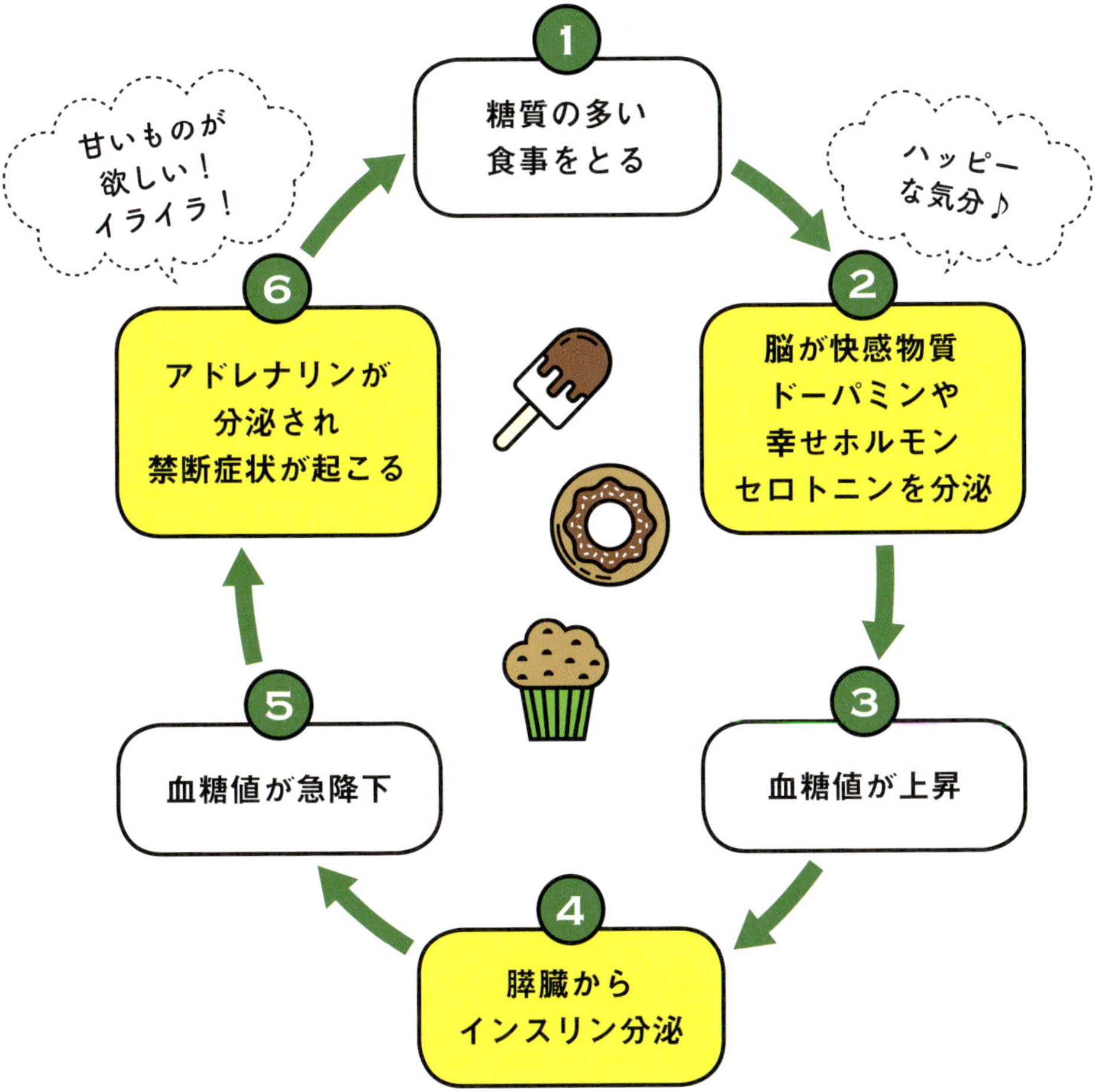

デブ味覚を放っておくと起こりやすい病気

未来の幸せのためにもデブ味覚をリセットしよう

デブ味覚をそのまま放っておくと、**誤作動した脳が求めるままに、脂っこいものや甘いものを食べるようになります**。暴走した食欲は肥満につながるだけでなく、さまざまな病気を起こしやすくなります。

肥満と切っても切れない病気が、**糖尿病、高血圧、脂質異常症などの生活習慣病です**。これらの病気が重複して発症するメタボリックシンドロームとも密接な関係があります。生活習慣病が悪化すると、重大な病気に進む原因にもなります。

その他にも、**肥満は、腰痛や関節痛の悪化、脂肪肝や膵炎、突然死の原因ともなる睡眠時無呼吸症候群にも影響があり、がんリスクを高めるともいわれています**。

近い将来も、遠い未来も健康で幸せな人生を送るために、今からデブ味覚をリセットしましょう。

デブ味覚を放っておくと？

食欲が暴走・体重増加・肥満

↓

生活習慣病になりやすい

- 糖尿病
- 脂質異常症
- 高血圧
- 動脈硬化
- メタボリックシンドローム

↓

**さらに重症化すると
命に関わることも**

- 脳出血や脳梗塞
- 心筋梗塞
- 糖尿病合併症
- がんリスクアップ

健康で楽しい人生のために
こんぶ茶ダイエットで
デブ味覚をリセットしよう！

デブ味覚をリセット

日本人が本能的に好む こんぶ茶のうま味が味覚を正す

日本人の舌に刻まれたこんぶのうま味

デブ味覚からやせ味覚に変わるためには、薄味でも満足できるような脳と心を作っていくことが大切です。というとなんだか大げさに聞こえるので「私にできるかしら？」と不安に思うかもしれません。安心してください。方法はとても簡単です。

毎朝１杯のこんぶ茶を飲むだけでいいのです。

こんぶ茶には、うま味成分であるグルタミン酸が豊富に含まれています。こんぶの日本での歴史は古く、鎌倉時代には既に料理に使われていたという記録があります。

世界共通で使われている「ＵＭＡＭＩ」

東京帝国大学の池田菊苗博士は、１９０８年にこんぶからグルタミン酸を取り出すことに成功します。グルタミン酸がこんぶだしの主成分であることを発見して、その味を「うま味」と名づけました。もともとは日本語の「うま味」ですが、今では「Ｕ

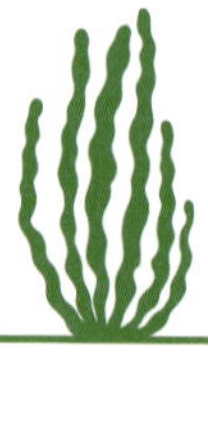

MAMI」と英文でも表記されて、世界共通で使われるようになりました。

赤ちゃんが初めて出会う味

うま味成分のグルタミン酸は、母乳にも含まれています。生まれたばかりの赤ちゃんでも、うま味を識別できるといわれています。赤ちゃんは酸味や苦味を嫌がりますが、うま味を含んだスープは好んだという研究もあります。**日本人の舌には「おいしさの尺度」として、うま味が記憶されている**といっていいでしょう。

うま味で満足できるやせ味覚に戻そう

生まれつきデブ味覚の人は存在しません。誰もがもともとは「うま味」だけでも十分満足できる、やせ味覚だったのです。

毎朝1杯のこんぶ茶を飲むことで、脂っこいものや甘いものの過剰摂取で狂ってしまった味覚を正して、うま味を感じられる「やせ味覚」に戻りましょう。

デブ味覚をリセット

こんぶ茶のうま味成分で無理なく食欲を抑えられる

うま味は食欲を抑制する結果に

日本が誇る「和食」は、ユネスコ無形文化遺産にも登録されていて、世界中から注目を集めています。和食に欠かせないのが「うま味」です。

イギリスのサセックス大学のマーティン・ユーマンズ教授が行った研究では、**「うま味」が食事の満足度を高め、食べ過ぎを防ぐ**効果があることが明らかになりました。

実験は、27人の被験者を2つのグループに分けて4日間行われました。

朝食は2グループとも同じものをとります。昼食の45分前に、片方のグループには、うま味成分のグルタミン酸やイノシン酸が含まれるスープを、もう一方のグループには、どちらも入っていないスープを飲んでもらう実験を行ったところ、**うま味の入ったスープを飲んだグループの被験者は、満腹感を感じやすくなり、昼食の量が減った**と報告されています。

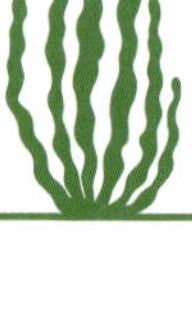

うま味を摂ると自己抑制力がアップ

また、別の実験では、若く健康な女性を被験者として、グルタミン酸を添加したスープと、無添加のスープのどちらかを飲んでもらい、脳活動の変化を調べています。

被験者に特殊な眼鏡をかけてもらい、視線の動きを観察できるようにした上で、ビュッフェ形式の食事を選んでもらったり、食品を選ぶ際の脳活動の変化を測定しました。

結果は、グルタミン酸入りのスープを摂取した後は、**自己抑制が効いており、食事の際にはより集中し、食品を選ぶ際には、自己管理の成功に関連する脳の領域が活性化**していたと報告されています。

うま味で満足感を感じる理由

うま味成分を摂ることで、なぜ満腹感や満足感を得られるのかというと、うま味成分が、たんぱく質を合成するアミノ酸であることに由来します。

私たちの体にとって必要不可欠な、**たんぱく質を合成するのに欠かせない成分**なので、自然に体が欲するようにできているのです。

こんぶ茶に含まれるグルタミン酸は、脳の視床下部に働きかけることから、食欲をコントロールすることができます。

2 脂肪を燃焼

内臓の味覚センサーをオンにして代謝をアップさせる!

内臓でもうま味をキャッチしている!?

人の舌には約５０００個、口全体で約６０００個の味蕾《みらい》があり、口にした食べ物から受け取った情報を脳に送っています。

これまで私たちは、味を感じるのは舌だけだと思っていましたが、最近の研究では、**内臓にも「舌」がある**ことがわかってきました。

まだ研究途中ではありますが、胃の味覚センサーは、うま味成分のグルタミン酸に応答して、消化開始の信号を脳に送っているのではないかと考えられています。

また、脳の視床下部という、基礎代謝や食行動を司る部位に、**胃の味覚センサーでキャッチした情報が送られることで、食欲を抑制する**可能性もうかがえます。

口から食べたものが通過する、胃、小腸、大腸、十二指腸などの消化器官、そして膵臓や肝臓にも、それぞれ味覚センサーがあります。食べ物がそこを通ると、**センサーがONになり、代謝が活発になる**ことも明らかになっています。

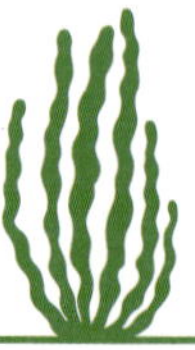

おいしいものを食べることによって、舌や脳だけでなく、内臓の味覚センサーも喜ぶという説もあります。

グルタミン酸が豊富なこんぶ茶を飲むことで、おいしさのかたまりである「うま味」を効率よく摂取することができるので、内臓の味覚センサーを喜ばせて動きを活発にして、代謝アップのスイッチを入れましょう！

内臓を動かして代謝を上げ、脂肪を燃焼

最低限の生命維持に必要な基礎代謝のエネルギー消費の割合は、内臓38％、筋肉22％、脂肪4％、その他16％といわれています。

基礎代謝の40％近くを占める内臓の動きを高めることができれば、**じっとしているときのエネルギー消費量が増えます**。

内臓に活発に動いてもらうことで、代謝がアップして脂肪を燃やすことができるので、食事制限をせず、運動量を増やさなくても、するするとスムーズにやせることが可能になるのです。

3 脂肪の蓄積を防ぐ

コレステロールの吸収を抑えて生活習慣病をシャットアウト

脂肪蓄積を抑制して血管の健康を守ります

こんぶ茶のぬめり成分、食物繊維の**アルギン酸やフコイダンには、脂肪やコレステロールの吸収を抑制**したり、体外に排出しやすくする働きがあるので、血中コレステロールや中性脂肪の増加を防ぐことができます。

コレステロールが増えると血管の柔軟性が失われ、血液の流れが滞って動脈硬化につながるので、こんぶ茶を飲んでしっかり予防しましょう。

また、**うま味成分のグルタミン酸も、脂肪の蓄積を抑制する作用が期待**されています。動物を用いた実験で、グルタミン酸を含む飲料と、含まない飲料を摂取した場合を比較すると、**グルタミン酸を摂取することで皮下脂肪量、内臓脂肪量および血中レプチン量が低下する**という結果が出ています。朝1杯のこんぶ茶は、蓄積された脂肪やコレステロールを原因とする、生活習慣病からあなたを守ってくれます。

COLUMN

健康診断の結果では LH比をチェックしよう！

血液中に悪玉といわれるLDLコレステロールや中性脂肪が増える病気を脂質異常症と呼びます。動脈硬化や心筋梗塞を引き起こすリスクを高めるLDLは減らし、善玉コレステロールであるHDLは増やしたほうがいいといわれています。

これまでLDLとHDLは別々に考えられていましたが、最近は両方のバランスが重要とされ、LH比はその目安として注目されるようになっています。

他に病気がない場合には2.0以下に、高血圧や糖尿病の人は1.5以下が望ましいといわれています。LH比は簡単に計算できるので、健康診断の結果が出たら、コレステロールを見直すきっかけにしましょう。

$$\text{LH比} = \frac{\text{LDL コレステロール値}}{\text{HDL コレステロール値}}$$

LH比	血管の状態
1.5以下	健康な状態
2.0以上	コレステロールが蓄積し、動脈硬化の疑いがある
2.5以上	血栓ができている可能性あり。心筋梗塞のリスクも

4 腸内環境を整える

腸トラブルの元となる便秘をこんぶ茶ですっきり解消！

デブ味覚は便秘にもなりやすい

毎日お通じがあっても、残便感があってどうもすっきりしないという場合は隠れ便秘かもしれません。

脂っこい肉料理や揚げ物、ファストフードやインスタント食品、ふわふわした甘い菓子パンやスイーツ、砂糖たっぷりの冷たいジュースなど、デブ味覚が好む食べ物のほとんどは食物繊維の含有量が少なく、便秘になりやすいものが多いです。

腸に留まる有害な物質が全身へ

特に糖質は腸内の悪玉菌を喜ばせるエサになるので、摂り過ぎると太るだけでなく、さまざまな不調の原因になります。

便秘は、腸内に便が留まっている状態なので、体重が増えやすくなるばかりでなく、腸内環境も乱します。便がエサとなって悪玉菌が増殖し、腸壁から再吸収された有害

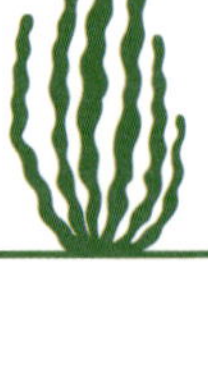

物質が血液にのって全身をめぐるので、肌荒れや口臭、おなかの張り、疲労感などの不調まで引き起こすのです。

こんぶ茶で不足しがちな水溶性食物繊維を補う

食物繊維には、便のカサを増し、水に溶けずに腸内の水分を吸収して膨らむ不溶性食物繊維と、腸内の水分を抱き込んでゲル化し、便をやわらかくしてスムーズに排出する水溶性食物繊維の2種類があります。いくら野菜をたくさん食べて食物繊維を補おうとしても、水溶性と不溶性のバランスが悪く、**不溶性食物繊維ばかりだと、かえって便秘を悪化させる**こともあります。

こんぶに含まれるアルギン酸やフコイダンは、現代人に不足しやすい水溶性食物繊維です。大腸の働きを活発にして、スムーズな便通をめざしましょう。

腸内環境を整える

善玉菌が作る短鎖脂肪酸がダイエット成功のカギになる

腸内の短鎖脂肪酸がダイエットに影響を与える

腸内フローラの理想的なバランスは、善玉菌20％：悪玉菌10％：日和見菌70％だといわれています。**善玉菌が増えれば悪玉菌が減り、善玉菌が減ると悪玉菌が増え**ます。健康のためには、善玉菌と悪玉菌のバランスを整えることが重要です。

ワシントン大学で行われた実験では、マウスを2グループに分け、一方にはやせている人の腸内細菌、もう一方には太っている人の腸内細菌を移植したところ、食べる量や内容は同じにも関わらず、後者は体重が増加したという結果も報告されています。**ダイエットが成功するかどうかは、腸内細菌に深く関わる**ことがわかります。

そこで、ダイエットにおいて重要な働きを担う物質として注目されているのが「短鎖脂肪酸」です。

短鎖脂肪酸とは、腸内の善玉菌が作り出す酪酸、酢酸、プロピオン酸などで、炭素が鎖のようにつながった構造をしています。

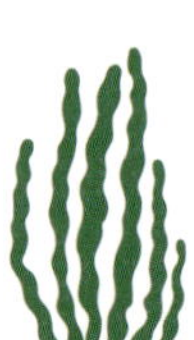

短鎖脂肪酸が、**腸内を弱酸性に保つことで、悪玉菌が増殖するのを防ぐ**ほか、腸内の炎症を抑える作用があるといわれています。摂り過ぎた糖質や脂肪が体内にため込まれるのを防ぎ、余分なカロリーを消費するダイエットの強い味方です。

体内のエネルギーレベルをコントロールする

腸内で短鎖脂肪酸が生成されると、脂肪酸受容体というセンサーがそれを感知します。このセンサーが交感神経を介して体内のエネルギーレベルをコントロールします。摂取エネルギーが増えれば、エネルギー消費を高め、摂取エネルギーが少ないときは体を省エネモードにしてくれます。

脂肪の吸収を抑えて燃焼させ、代謝をアップさせるほか、食欲をコントロールしてくれるなどの働きがあり、ダイエット成功のためには、腸内の短鎖脂肪酸を増やし、このセンサーをオンにすることが重要です。

こんぶ茶に含まれる水溶性食物繊維は、腸内の善玉菌のエサとなり、短鎖脂肪酸を作るもとになるので、朝1杯のこんぶ茶で腸内環境を改善しましょう。

5 ストレスを緩和

こんぶ茶でリラックスしてストレス食べを回避する

脳が満足するので食べ過ぎにブレーキがかかる

「やせなくては！」と思っているのに、仕事や対人関係のストレス、他人になかなか言えない悩みごとがあり、気がつくと甘いものに手が伸びてしまう。そんな経験はありませんか？

食べ過ぎの原因は空腹だけではありません。おなかが空いていないのに、脳の誤作動やイライラ、むしゃくしゃなど感情の影響でつい食べてしまうことも多いものです。甘いものをいくら食べても、もっと欲しくなるシュガースパイラル（P41）のように、**脂っこいものや甘いものは中毒性が高い**のです。

ダイエット日記で自分の精神状態を把握

こうなると、自分の意志で食欲をコントロールするのは難しくなります。

私のクリニックでは、患者さんにダイエット日記をつけてもらい、**自分がどんな**

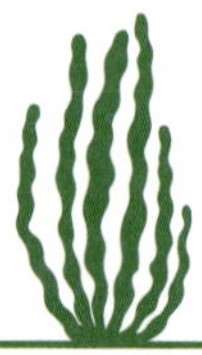

ときにストレスを感じやすく、どんなときに食べ過ぎてしまうのか、食行動を観察してみることをおすすめしています。ストレスを感じそうになったら、できるだけ食べる以外の方法で発散できるようにアドバイスしているのです。

ストレスからドカ食いしそうなときは、温かいこんぶ茶をゆっくり飲みましょう。**うま味がたっぷり含まれているので、脳が満足します。気持ちが穏やかになり、暴走しそうな食欲に無理なくブレーキがかかります**。

こんぶのカルシウムが精神を安定させる

こんぶはビタミンやミネラルが豊富で、日本人に不足しがちなカルシウムが牛乳の約7倍含まれています。

カルシウムは骨や歯の健康を守るのはもちろん、神経伝達物質を分泌する働きがあり、精神を安定させます。忙しい私たちの心を守る強い味方なのです。

6

疲労回復

心と体の疲れをこんぶパワーで回復！

疲れはダイエットの大敵！

眠気やだるさを感じることが増えたり、帰宅して一度ソファに座ると、立ち上がるのさえおっくうになったり……。

疲労がたまると、やせたい気持ちがあっても活発に体を動かすことができなくなります。代謝もダウンしてしまうので、さらにやせにくくなってしまうのです。

疲労回復にはビタミンB_1やB_2を摂ることが大切です。ビタミンB_1が不足すると、糖質の代謝がうまくいかず、乳酸が体内に蓄積されやすくなるため、だるい・疲れやすいなどの症状が起こります。ビタミンB_2もたんぱく質や脂質、糖質の代謝に深く関わります。**こんぶにはビタミンB_1、B_2が豊富に含まれます**。

また、疲労回復には、カルシウムや鉄、カリウム、ナトリウムなどのミネラルを摂ることも大切です。カルシウムは骨や歯を丈夫にするほか、筋肉をスムーズに動かす働きがあります。鉄には、血液を通して酸素を細胞に運ぶ役目があるため、不足する

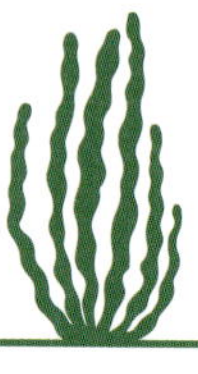

と疲れやすくなります。

こんぶ茶でミネラルを補給して疲労を回復

現代人の多くがミネラル不足だといわれています。ミネラルは、体内で作り出すことができないため、食事から補うことが大切です。摂取量が不足すると欠乏症が起き、さまざまな不調の原因となります。

日常生活の中の、過度な緊張や睡眠不足など、日常生活で受けるストレスによっても、さらにミネラルが失われてしまいます。ミネラルが不足すると、体だけでなくメンタルも不調になりやすいのです。

こんぶは海のミネラルを吸収して育つので、**カルシウム、鉄、ナトリウム、カリウム、ヨウ素**など、さまざまなミネラルがバランスよく含まれています。

疲れて何もしたくないときや、疲れから甘いものについ手が伸びそうなときは、1杯のこんぶ茶とともに、少し休憩してみてはいかがでしょうか。

COLUMN

こんぶ茶のこの成分がすごい！
「アルギン酸」

アルギン酸は、こんぶをはじめとした海藻類に含まれる多糖類の一種です。

アルギン酸は「天然の食物繊維」と呼ばれています。胃で消化されずに腸まで届いてネバネバ状に変化し、腸内の余分な栄養素や有害物質を包み込んで体外に排出する役割があります。

腸の動きをスムーズにして腸内環境を整えるので、大腸がん予防も期待できます。

また、アルギン酸には、血圧の上昇を抑制したり、余分なコレステロールを包み込んで排出してコレステロール値を下げたり、血管を拡張させて動脈硬化を予防するなど、さまざまな生活習慣病の予防、改善効果が期待されています。

Chapter

03

毎朝1杯飲むだけ！
こんぶ茶
ダイエットの基本

こんぶ茶ダイエットはとても簡単！ 今まで
いろいろなダイエットに挫折した方でも、
無理なく続けられます。この章では、手作り
こんぶ茶の作り方や、こんぶ茶ダイエット
で味覚をリセットして、デブ味覚をやせ味
覚に変える方法をご紹介しています。

自然のうま味たっぷり！ 手作りこんぶ茶の作り方

こんぶ茶ダイエットは、市販の顆粒やパウダー状のこんぶ茶を使って、誰でも手軽に始められて、続けられるダイエットです。

ただし、市販のこんぶ茶は塩分を含むので、**血圧が高めの方や、病気の治療中などで、塩分を制限されている方などは、かかりつけ医に相談してから**始めてください。

こんぶ茶の塩分が気になる方や、より自然な味わいを好む方のために、手作りこんぶ茶の作り方をご紹介します。

用意するもの：乾燥昆布50g

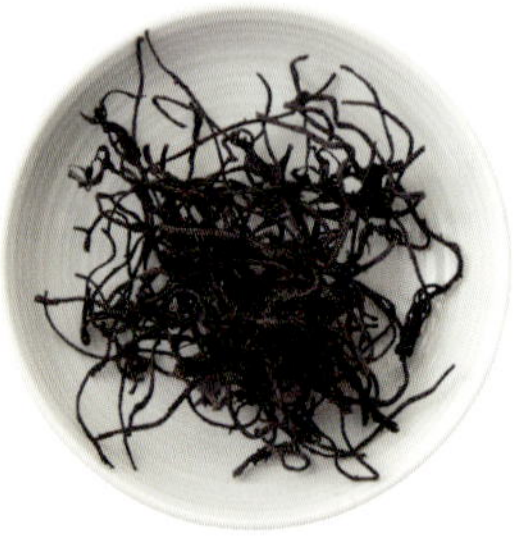

切りこんぶ

塩分を使用していない切りこんぶ（刻みこんぶともいう）は最初から細く切ってあるので、ミキサーやミルサーで粉状にしやすい。

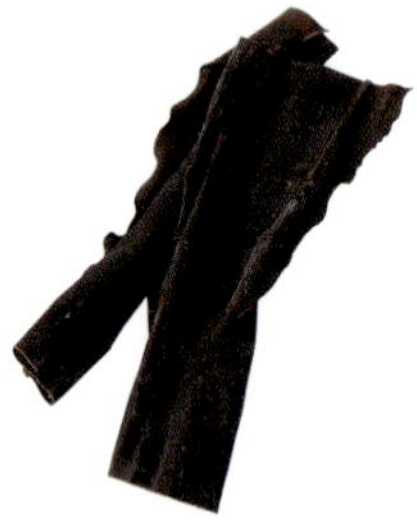

だし用こんぶ

だし用に切った状態でパックされている安価なこんぶでOK。ミルサーやミキサーにかける前にキッチンバサミで小さく切ります。

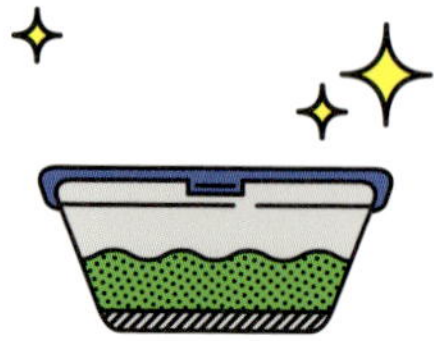

作り方

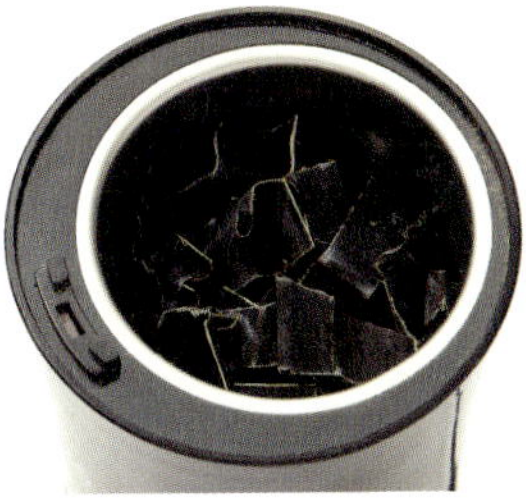

1

ミルサーやミキサーの刃がスムーズに回転するように乾燥こんぶを小さく切ってセット。

2

ミルサーやミキサーで粉砕した後、ざるなどでふるいにかけてなるべく細かい粉状にする。

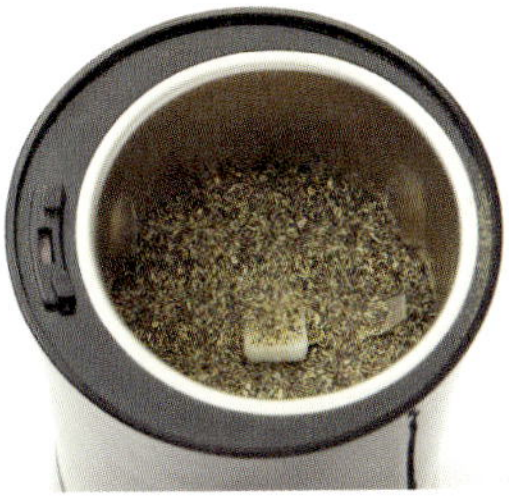

完成！

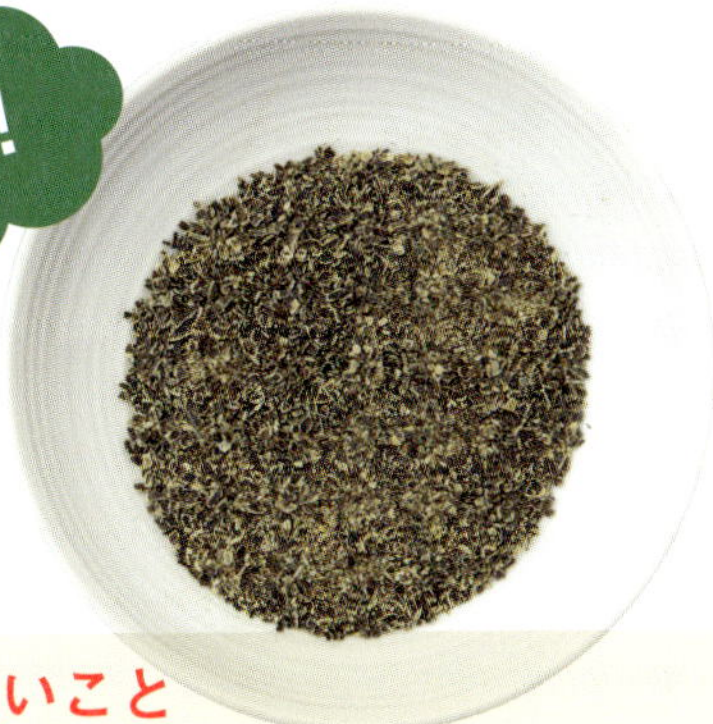

保存方法

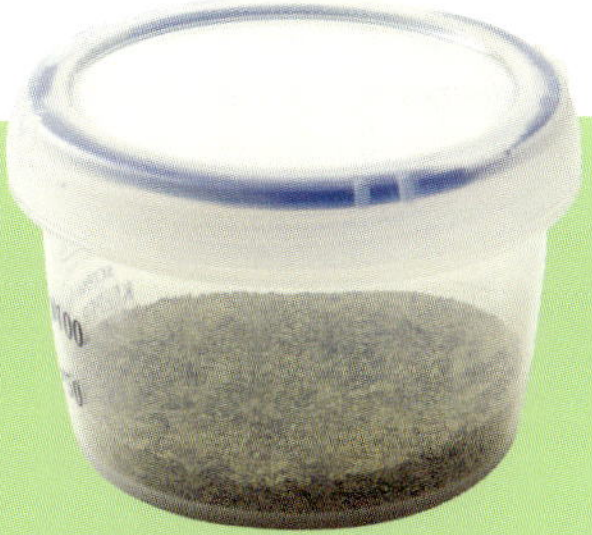

ふた付きの密閉容器に入れて、直射日光の当たらない場所で常温保存します。1カ月くらいで使い切りましょう。

注意したいこと

- 市販のこんぶ茶のようにお湯に溶けません。
- 熱湯を注いで1～2分待つと、こんぶがやわらかくなって飲みやすくなります。
- カップの底に残ったこんぶ粉も一緒に飲みましょう。
- 塩分は含まないので、お好みで塩を加えてください。
- P80からの料理に使う場合は、お好みで塩を加えてください。

こんぶ茶は市販品でもOK

毎日飲むことがデブ味覚リセットへの近道

お湯に溶かして飲むだけでやせ味覚に!

こってり脂っこい料理、甘辛い濃い味付け、炭水化物がメインの一品料理、甘いスイーツ、糖分たっぷりの清涼飲料水を好む「デブ味覚」から、薄味を好む「やせ味覚」へと変わることが、ダイエット成功への近道です。

こんぶ茶に含まれる、グルタミン酸やイノシン酸をはじめとした優れた栄養分が、味覚リセットをサポートしてくれることは、今まで繰り返しご紹介してきました。**お湯に溶かすだけで、手軽にこんぶの有効成分をとれるこんぶ茶は、忙しい方でも無理なく継続できる、最高の味覚リセットダイエットです**。とにかく簡単なのがいちばん。毎朝の1杯を習慣にしましょう。

こんぶ茶はメーカーによって味わいが違うので、飲み比べたり、自分の好きな味を探してみるのも楽しいかもしれません。

COLUMN

塩分が気になる場合は？

塩分は気になるけれど、手作りこんぶ茶（P62）を作るためのミルサーやミキサーがない方は、塩分を含まない市販の「粉末こんぶ」が便利です。お湯に溶かして飲むだけでもいいし、味が物足りない場合は、少量の塩分を加えてもよいでしょう。

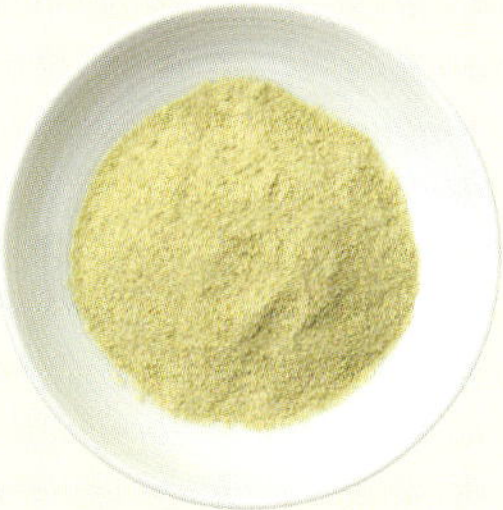

［粉末こんぶ］

こんぶをそのまま粉末にしたもので、こんぶパウダー、こんぶ粉などの名前で販売されています。塩分を含まないものを選びましょう。独特のとろみがおいしい！

おいしくて手軽な市販のこんぶ茶ですが、一般的なお茶と違い、塩分が含まれています。いくら早く味覚をリセットしたいといっても、飲み過ぎは塩分のとり過ぎになるので、血圧が気になる方は、1日1杯にとどめておきましょう。**最近では、各メーカーが減塩こんぶ茶や、塩分無添加のこんぶ茶を出している**ので、チェックしてみることをおすすめします。

こんぶ茶ダイエットのルールはたった2つだけ！

RULE 1

毎朝食前に1杯飲む

こんぶ茶ダイエットのルールはとてもシンプル。**毎朝、朝食前に1杯のこんぶ茶を飲むだけ**です。

長年、ダイエット外来で多くの患者さんを診察した経験からわかるのですが、食べるのが大好きな方が食事制限をしたり、運動が苦手な方が運動を始めるなど、**今までの生活を大きく変えなければならないダイエットは長続きしません**。

こんぶ茶は、お湯を注ぐだけで用意できるので、忙しい朝でも無理なく続けられます。

「それだけでいいの？」と思うかもしれませんが、毎日続けることで味覚が、体が変わっていきます。

RULE 2

体重を毎日記録する

ダイエットで大切なことは、毎日、体重を量って記録することです。**量るタイミングは、朝起きてトイレに行った後、朝食前がベスト**です。

体重を量ることで「私はダイエットをしている」と意識することができます。体重の変化をグラフにしたり、スマートフォンの体重管理アプリなどを利用することで、**何を、どのくらい食べたときに体重が増えやすいのか、あるいは減りやすいのか把握**できます。

体重を量って記録する習慣がつくだけで、1週間後くらいから不思議と体重が落ちていくものです。

ダイエットのピンチもこんぶ茶で乗り切ろう！

こんなときに1杯！

飲み会や女子会、食事会前に

ダイエット中でも、飲み会や食事会を断る必要はありません。楽しいことをガマンしなければならないダイエットは長続きしません。飲み会や食事会の前に、1杯のこんぶ茶を飲むとよいでしょう。空腹感が満たされて食欲が落ち着くので、飲み過ぎや食べ過ぎを防ぐことができます。

空腹でイライラしてしまう

人の体は空腹になるとストレスホルモンを分泌して、怒りっぽくなったり、物事を否定的にとらえるなど、感情を左右するといわれています。食事は空腹を感じてから食べるのが基本ですが、イライラして、暴飲暴食に走ってしまいそうなときは、こんぶ茶を1杯飲んで落ち着いてください。

夜眠る前におなかが空いた

空腹でなかなか寝付けないときも、1杯のこんぶ茶をゆっくり飲むことをおすすめします。腹持ちがいいので食欲が落ち着くし、温かいこんぶ茶で一時的に体温を上げて熱が放散され、その後、体温が下がることで、スムーズに眠りにつくことができます。

甘いものをドカ食いしそう

ダイエット中なのに「今、どうしてもケーキを食べたい！」と頭の中が甘いものに支配される経験はありませんか？ 砂糖には高い中毒性があるので、甘いものをドカ食いしそうになったら、とりあえず、こんぶ茶をゆっくり飲んで一旦落ち着きましょう。

油断して食べ過ぎちゃった

摂り過ぎた余分なエネルギーは、肝臓で約2日間ストックされる（P118）ので、その間に調節すればそれほどダイエットに影響はありません。食べ過ぎた翌朝も今まで通り、1杯のこんぶ茶を飲んで、なるべくカロリーの低い食事を心がけるようにしましょう。

運動も食事制限もないのにどうしてやせるの？

ガマンしないダイエットだから成功する

こんぶ茶ダイエットの長所は、まず手軽であること。そしてガマンしないダイエットだということが重要です。

世の中のほとんどのダイエットは、糖質NG、揚げものNG、スイーツNGなど、多くのNGがあります。でも、**こんぶ茶ダイエットには基本的に「この食べ物はNG」といった食事制限はありません**。

多くの人がダイエットに失敗するいちばんの理由は、**デブ味覚のまま、食べたい気持ちを無理やり抑えたり、食事制限や運動というガマンをするから**です。

こんぶ茶ダイエットで味覚がリセットされ、やせ味覚になると、放っておいても太りやすい食べ物をあまり欲しなくなります。**意志の力で食欲を抑え込まなくても、舌が、脳が、本能が、やせる食べ物を自然に欲するように変わっていくのです**。

つらいガマンと無縁のダイエット、それがこんぶ茶ダイエットです。

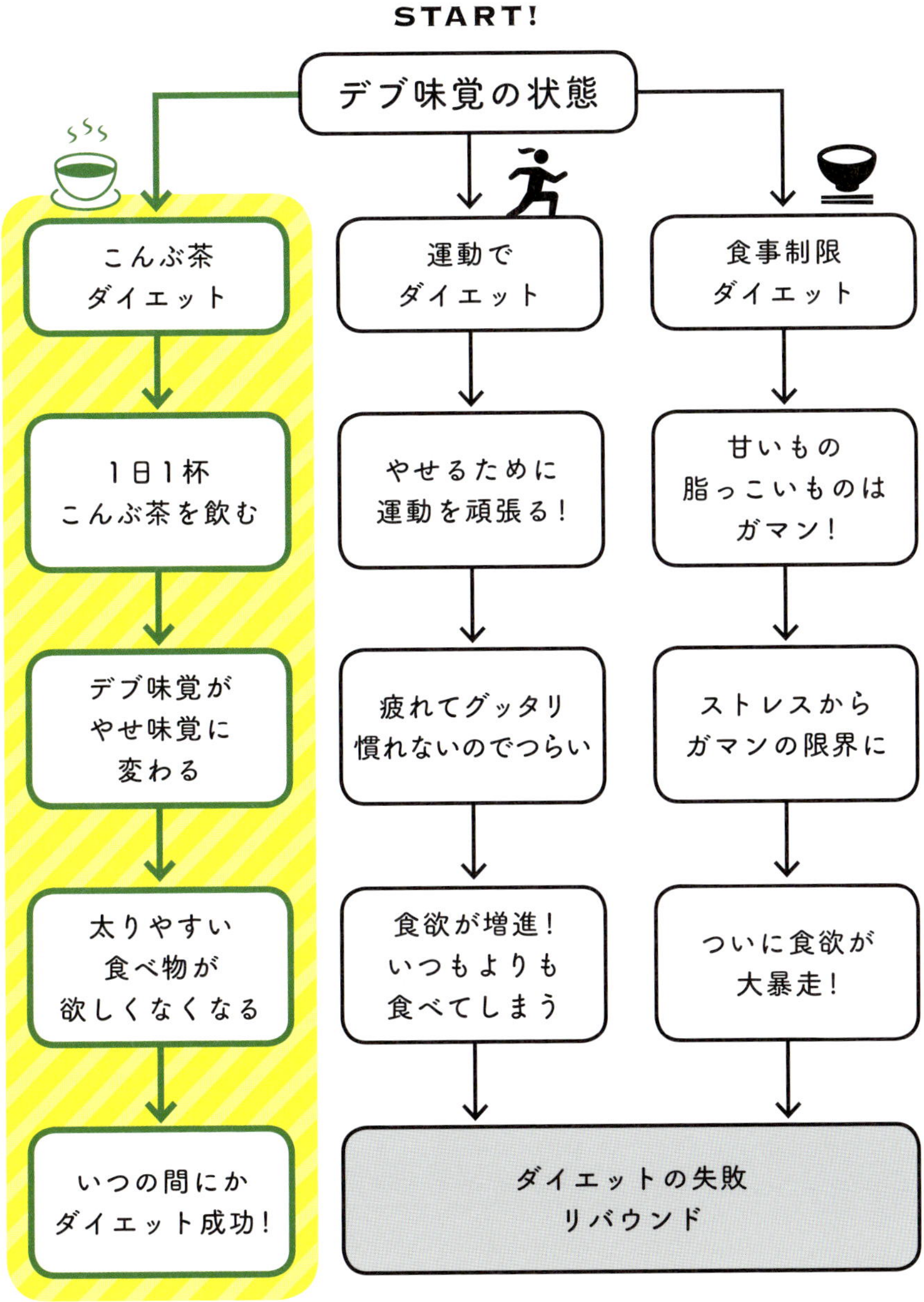
START!
デブ味覚の状態
こんぶ茶ダイエット
1日1杯こんぶ茶を飲む
デブ味覚がやせ味覚に変わる
太りやすい食べ物が欲しくなくなる
いつの間にかダイエット成功！
運動でダイエット
やせるために運動を頑張る！
疲れてグッタリ慣れないのでつらい
食欲が増進！いつもよりも食べてしまう
食事制限ダイエット
甘いもの脂っこいものはガマン！
ストレスからガマンの限界に
ついに食欲が大暴走！
ダイエットの失敗リバウンド

遅くても2週間以内に効果があらわれます！

早くて3日、遅くとも2週間で味覚が変わる！

「味覚なんかそう簡単に変わらない」「長い間慣れ親しんできた味の好みを変えるのは大変そう」そう思い込んでいる人も多いかもしれません。

こんぶ茶ダイエットで、味覚リセットに必要な期間はたったの2週間です。早い人は3日でも味覚が変わったことを実感しています。

2週間、しかも朝1杯のこんぶ茶を飲むだけなら、続けられそうな気がしませんか？　この期間、こんぶ茶のうま味で脳を満足させているうちに、薄味のヘルシーな食べ物でも満足できる「やせ味覚」に変わっていきます。

味覚リセットに成功した方たちは、「いつもは飲み干すラーメンのスープを残すようになった」「気づいたら、生クリームたっぷりのカフェラテを飲まなくなった」と**つらいガマンやストレスとは無縁のまま、やせ味覚へと変わっていきます**。約1カ月続けると、やせ味覚が定着します。ぜひ今日から始めてみてください。

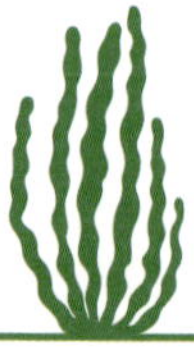

COLUMN

味細胞は2週間で再生する！

舌の役割の1つに、味覚を感じるセンサーとしての働きがあります。味覚を感じる味蕾は味細胞が集まったもので、味蕾が刺激を受けると大脳の味覚中枢に信号が伝わることで、味を感じます。

味細胞は次々と新しい細胞に入れ替わっていて、そのサイクルが約2週間だといわれています。実際にこんぶ茶ダイエットを始めると、2週間もたたずに以下のような効果を感じる方がほとんどです。

やせ味覚に変わってきたサインの例

- □ ジャンクフードを食べたいと思わなくなった
- □ ドーナツやケーキなどの甘いお菓子を欲しくなくなった
- □ 清涼飲料水よりも水やお茶をおいしく感じるようになった
- □ 揚げものや脂っこいものは少量で満足できるようになった
- □ 外食やコンビニ弁当は味が濃過ぎると感じるようになった
- □ 薄味でも十分おいしいと感じられるようになった
- □ 体に良い食べ物、悪い食べ物を自分の舌で判断できるようになった

こんぶ茶ダイエットの効果を高める12の習慣

生活をちょっと変えるだけでやせグセがつく

太っている人というのは、**無意識のうちに太りやすい行動、考え方を選択していることが多いです。太りグセがついている**と言い換えてもいいでしょう。

ここではこんぶ茶ダイエットの効果を高めるために「やせグセ」をつける12の生活習慣をご紹介します。ひとつひとつを見ていくと「こんな簡単なことでいいの?」と思うかもしれません。

ダイエットというと、一定期間だけめちゃくちゃ頑張ってガマンをして、体重を減らすことをゴールに設定しがちです。しかし、この方法だと、ガマンをやめたときに、あっという間にリバウンドしてしまいます。

こんぶ茶で味覚が正常になると、太りやすい食べ物を受け付けない「やせ味覚」に変わるのと同じように、太りやすい習慣を少しずつ矯正することで、**つらいガマンをしなくても二度とリバウンドをしない体**に変わることができます。

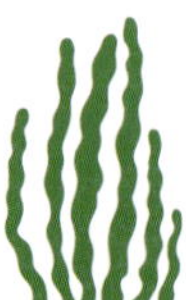

1

空腹を感じてから食事をとる

「食事の時間だから」と食べたり、小腹が空いた程度で間食をする人も多いもの。空腹を感じるまで食べない、空腹ではなくなったら食べるのをやめる。この2つを守るだけで食事量がグンと抑えられ、無意識に食べるクセを直すことができます。

2

食べている途中で箸を置く

太っている人は、食への執着心や衝動性が強いものです。それらから解放されるには、食事の途中で箸を置くこと。ただそれだけのことで、食べることで頭がいっぱいだった状態から一歩引いて、客観性を持つことができます。ぜひお試しください。

3

食事の最初と最後に好物を

無意識にダラダラ食べてしまう人は、好物を食事の最初と最後に食べるようにしましょう。味覚が鋭くなっている食べ始めに好物を食べると、いつもよりおいしく感じるし、最後を好物で締めると満足感がアップしてサッと切り上げられます。

4

食べるものではなく量に注意

ダイエット中に食べてはいけないものはありません。あれもNG、これもNGで、ガマンの反動で過食に走るようでは本末転倒。ただし食べる量には注意しましょう。少量でも好きなものを味わう幸せがあったほうが、ダイエットは長続きします。

5 朝食を食べて心と体をリセット

朝食をとると体内時計がリセットされ、活動のスイッチが入って1日を元気に始められます。朝食をとったほうがやせやすいというデータもあるので、こんぶ茶を飲んで朝食を食べ、やせやすい体を作りましょう。

6 朝や昼にガマンし過ぎない

お昼にケーキをガマンしたせいで、夜に食欲が爆発した経験はありませんか？ 満腹の状態で眠るのはダイエットの大敵なので、たとえばランチの後にケーキを食べたら、午後は活動的に過ごすなど、夜に持ち越さないように調節できるといいですね。

7 甘いものは量より質を重視

甘いものを食べてもOKですが、「質の良いものを少量」を心がけましょう。同じチョコレートでも、1袋に何十個も入っている安いものをたくさん食べるより、とびきりおいしい有名店のショコラを1粒味わって食べるほうが脳が満たされます。

8 糖質が少ないほうを選ぶ

糖質が多いものを摂ると太りやすいのは事実。完全にオフにするのは難しいですが、クッキーよりはおせんべい、菓子パンよりはチーズケーキ、ビールよりは焼酎など、できるだけ他の栄養素もあり、糖質が少ないほうを選ぶクセをつけましょう。

9

空気を読んで食べない

お土産のお菓子をすすめられたとき、飲み会でおつまみが余ったとき、空腹でもないのに空気を読んで「いただきます！」と名乗りを上げていませんか？ 健康を損ねてまで「食べるキャラ」になるのはおすすめできません。自分の体を大切にしましょう。

10

考え方をポジティブに

「なんであんなに食べてしまったのだろう」と自己嫌悪に陥った経験はありませんか？ 自分を責め過ぎずに、小さなことでも自分ができたことを認めてあげることもダイエットには必要です。なるべく1日をポジティブに終えるクセをつけましょう。

11

激しい運動はあえてしない

運動不足の人、運動が苦手な人が、いきなり激しい運動をすると、かえって食欲が増してしまうことがあります。適正体重になるまでは、心地よいと感じる程度のウォーキングや、日常生活の中でこまめに体を動かす「NEAT」（P124）がおすすめ。

12

普段の生活でなるべく座らない

座りっぱなしは喫煙に匹敵するくらいの悪習慣だという研究があります。階段を使う、遠くのコンビニまで歩く、部屋の中でなるべく座らないなど、日常の生活の中で「たったこれだけで？」と思うような運動の積み重ねが、明日のやせる体を作ります。

COLUMN

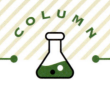

こんぶ茶のこの成分がすごい！

「フコイダン」

こんぶの独特のネバネバ成分は「フコイダン」という水溶性食物繊維です。

フコイダンはこんぶ以外にも、わかめやもずくなどの海藻類全般に含まれています。表面をネバネバで覆うことで、潮の流れや外部の刺激から海藻を保護する役割があります。

フコイダンには、糖質や脂質の吸収を抑え、コレステロールの蓄積を防ぐ働きがあるので、高血圧や糖尿病などの生活習慣病を予防し、ダイエットの心強い味方になってくれます。

胃腸の粘膜を保護して修復する働きがあるので、慢性胃炎や胃潰瘍を改善するほか、便通をスムーズにする働きも。免疫細胞を活性化させてがんを予防したり、抗アレルギー、抗ウィルスなど幅広い効果があります。

Chapter
04

おいしいから
続けられる！
こんぶ茶レシピ

こんぶ茶のアレンジドリンクや、ダイエットをサポートする生薬を加える飲み方を紹介します。うま味と塩気を備えたこんぶ茶は調味料としても優秀。こんぶ茶をプラスしたヘルシー料理で、おいしく食べながら味覚をリセットしましょう。

01 すぐできて簡単！こんぶ茶アレンジドリンク

こんぶ茶を身近な飲み物と組み合わせてアレンジしました。味のバリエーションが多いので、こんぶ茶ダイエットを飽きずにおいしく続けることができます。

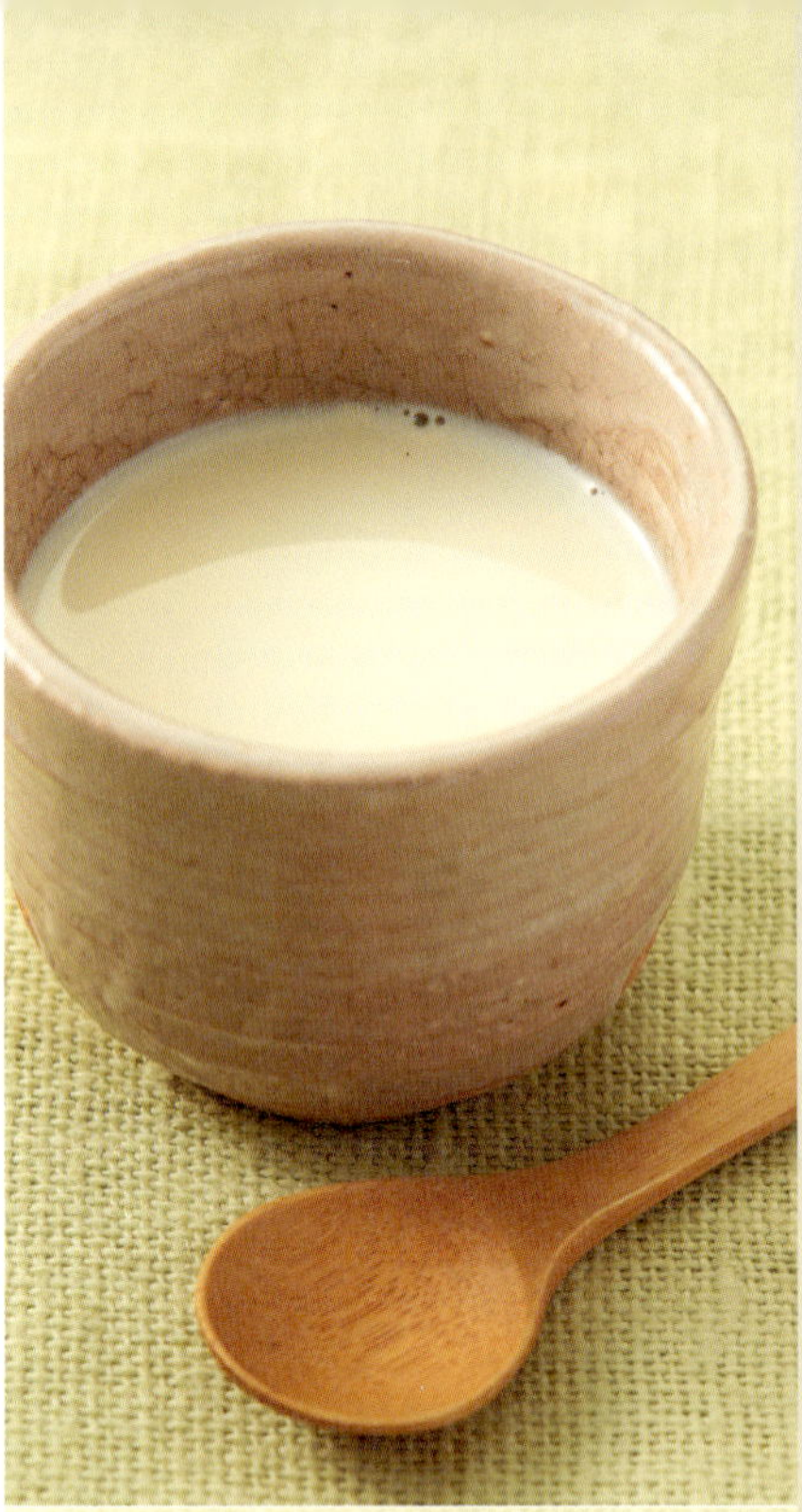

うま味たっぷり＆やさしい味わい！

豆乳こんぶ茶

材料（1人分）

こんぶ茶……小さじ1
豆乳……200ml

作り方

豆乳を温めてカップに注ぎ、こんぶ茶を加えてよく混ぜる。

やせPOINT

豆乳に含まれる良質の植物性たんぱく質とこんぶのミネラルを手軽に摂れます。腹持ちもいいので、食事と食事の間におなかが空いたときに飲むのもおすすめです。

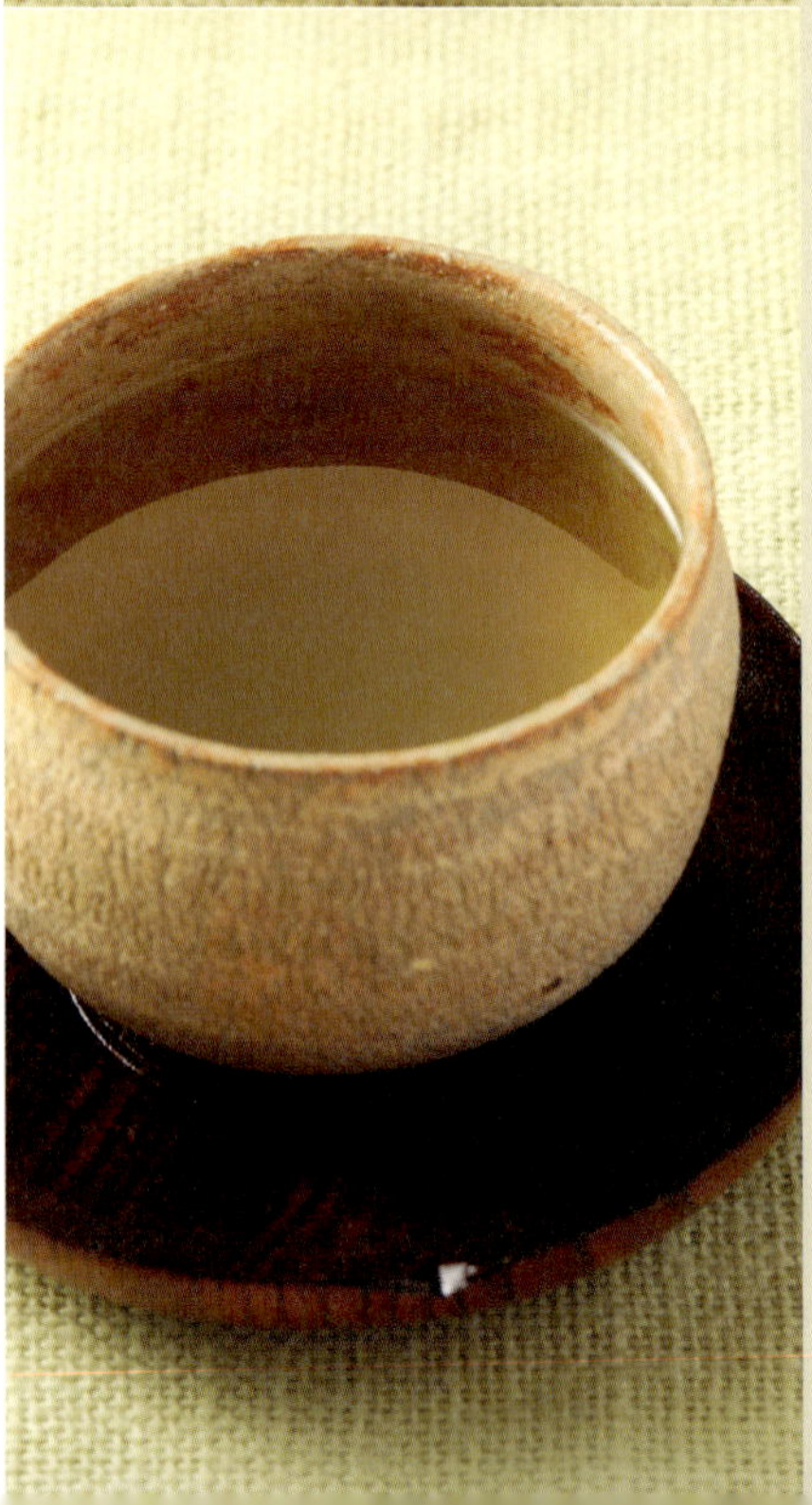

アイスでもホットでもおいしく飲める！

こんぶ茶グリーンティ

材料（1人分）

こんぶ茶……小さじ1
緑茶……200ml

作り方

熱い緑茶をカップに入れて、こんぶ茶を加えてよく混ぜる。

やせPOINT

緑茶に含まれるポリフェノールの一種、カテキンには脂肪燃焼効果もあり、肝臓や筋肉での脂質代謝を促進させる効果があります。胃がん抑制効果もあるベストな組み合わせです。

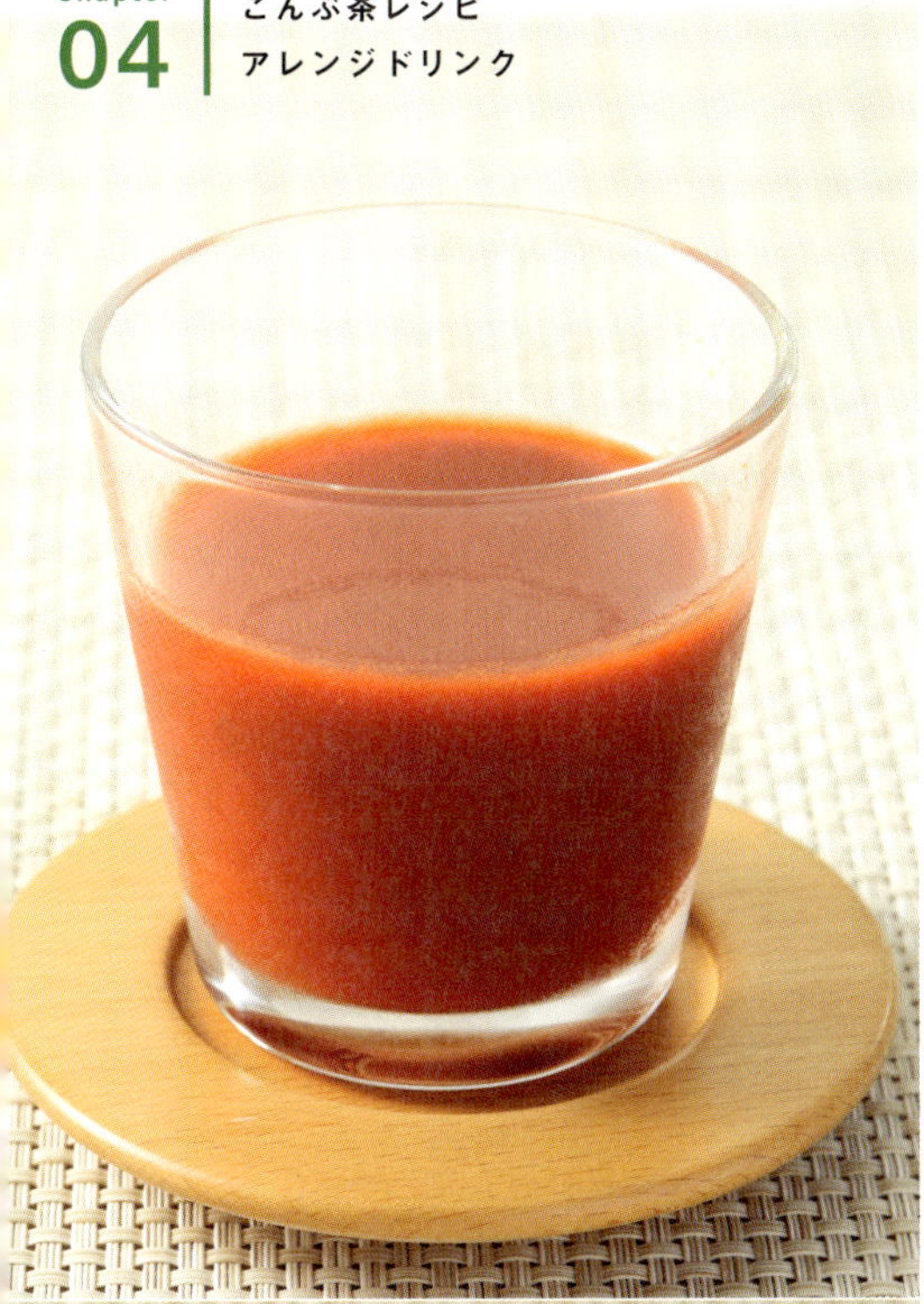

トマトのグルタミン酸も
プラスで効果アップ

こんぶ茶&トマトジュース

材料（1人分）
こんぶ茶……小さじ1
トマトジュース（食塩無添加）……200ml

作り方
グラスにトマトジュースを注ぎ、
こんぶ茶を加えてよく混ぜる。

やせPOINT

こんぶ茶にトマトのグルタミン酸&リコピンもプラスでダイエット効果アップ。すぐに作れて、まるでトマトスープのような味わいなので、飲んだ後の満足度が高いのもポイント。

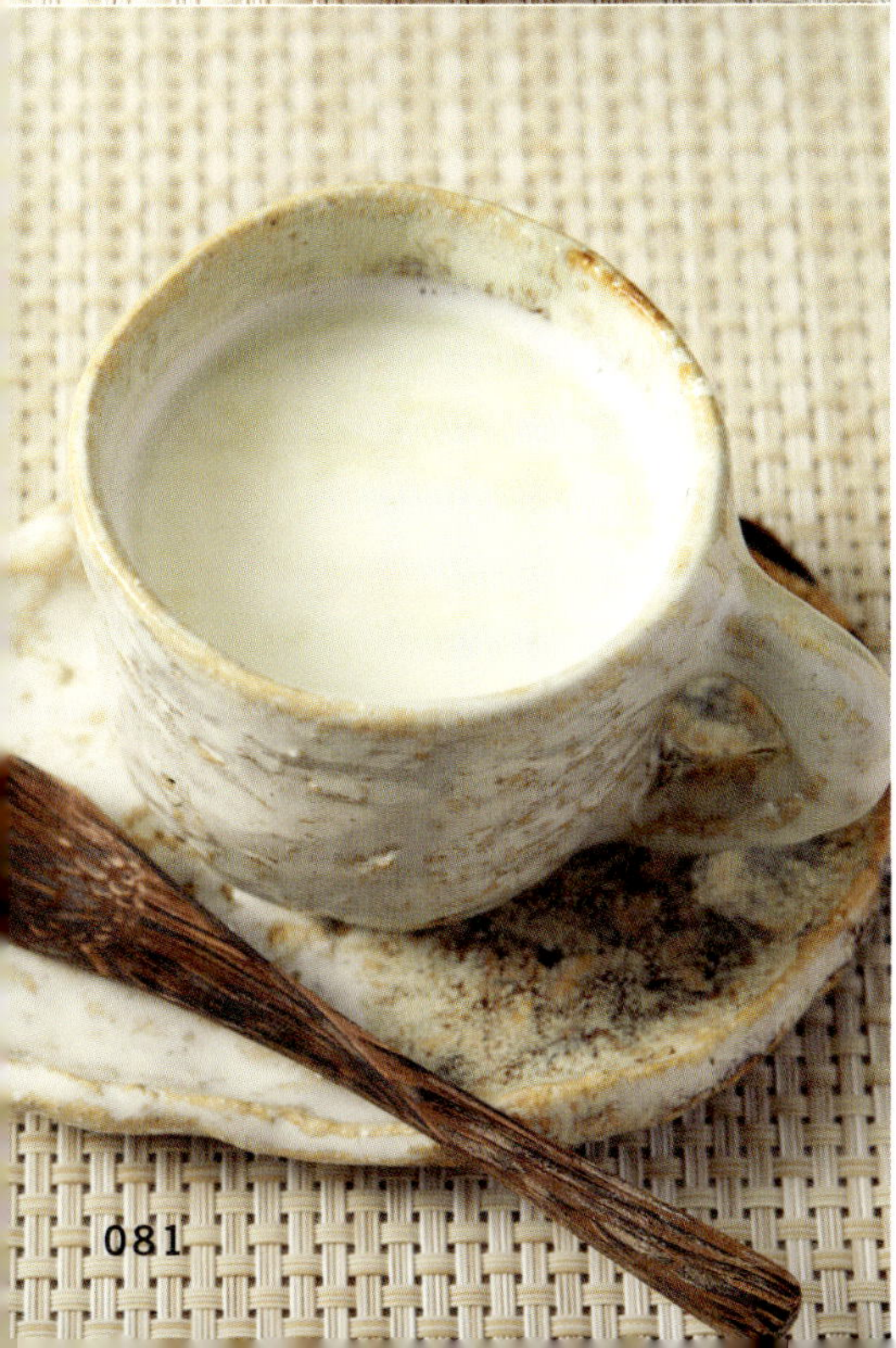

不足しがちなカルシウム
吸収率をアップ！

こんぶ茶ミルク

材料（1人分）
こんぶ茶……小さじ1
牛乳……200ml

作り方
カップに牛乳を注ぎ、
こんぶ茶を加えてよく混ぜる。

やせPOINT

吸収率の高い牛乳のカルシウムのおかげで、こんぶのカルシウム吸収率もアップ！ ダイエット中に不足しがちなカルシウムをしっかり摂ることで、体脂肪が落ちるスピードも上がります。

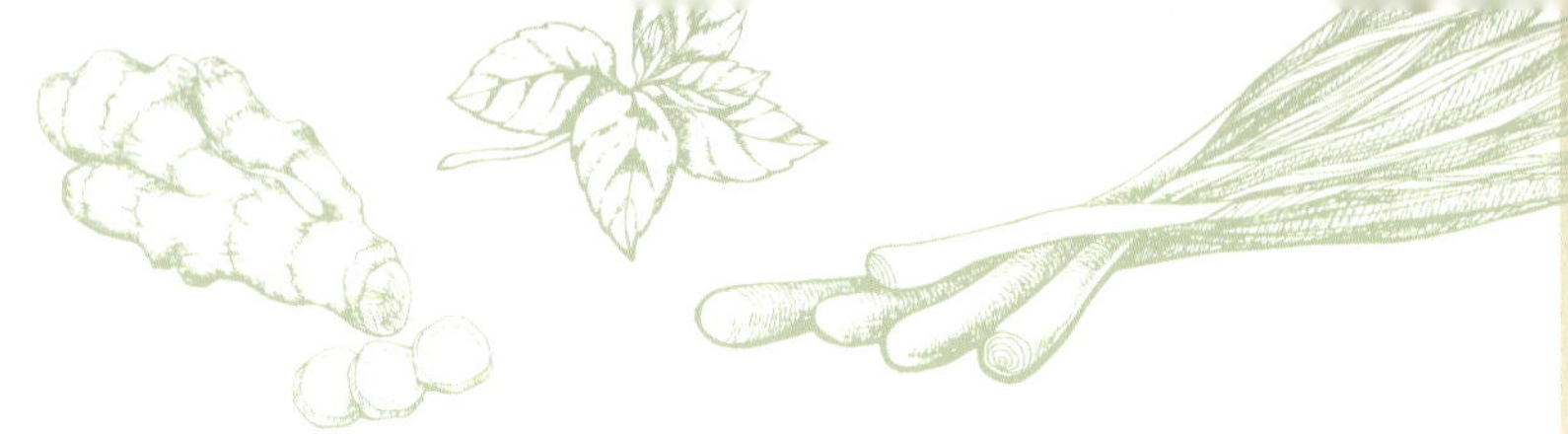

02

こんぶ茶に生薬をプラス！

こんぶ茶だけでもさまざまな健康＆ダイエット成分を含んでいますが、身近にある生薬と組み合わせることで、さらに体にうれしい効果を狙いましょう！

生薬とは、東洋医学で用いられる薬のことで、自然界に存在する薬効を持つ植物や鉱物、動物などが原料となっています。高麗人参など手に入りにくい、高価なものを思い浮かべる人も多いかもしれません。しかし下でご紹介するように、生薬は私たちが普段何気なく使っている香味野菜やハーブ、香辛料の中にもたくさんあります。

　こんぶ茶と組み合わせることで、香りや味わいがより深いものになり、健康効果もアップするので、ぜひ取り入れてみてください。

ドクターおすすめの生薬

大葉（青じそ）

さわやかな香りが嗅覚を刺激して、食欲増進や胃腸の機能促進に良いといわれています。アレルギー抑制なども期待できます。

山椒

胃腸を刺激して機能を高めるサンショオールという成分を含みます。健胃、整腸、利尿、消炎などの効果が期待できるでしょう。

しょうが

内臓の働きを活発にして体を温め、血行をよくして冷え性を改善します。発汗作用を高めたり、脂肪の燃焼を助けてくれる作用も。

長ねぎ

中国では白い部分を生薬として用います。風邪、不眠、下痢、食中毒、のどの痛み、鼻づまり、切傷などに効くといわれています。

ミント

主成分のメントールには、血行促進や新陳代謝アップ、発汗や解熱、精神疲労の回復などの作用があるといわれています。

ごま

セサミンやセサミノールなどの抗酸化成分、アンチエイジング効果のあるビタミンEが豊富。滋養強壮や解毒、消炎効果なども。

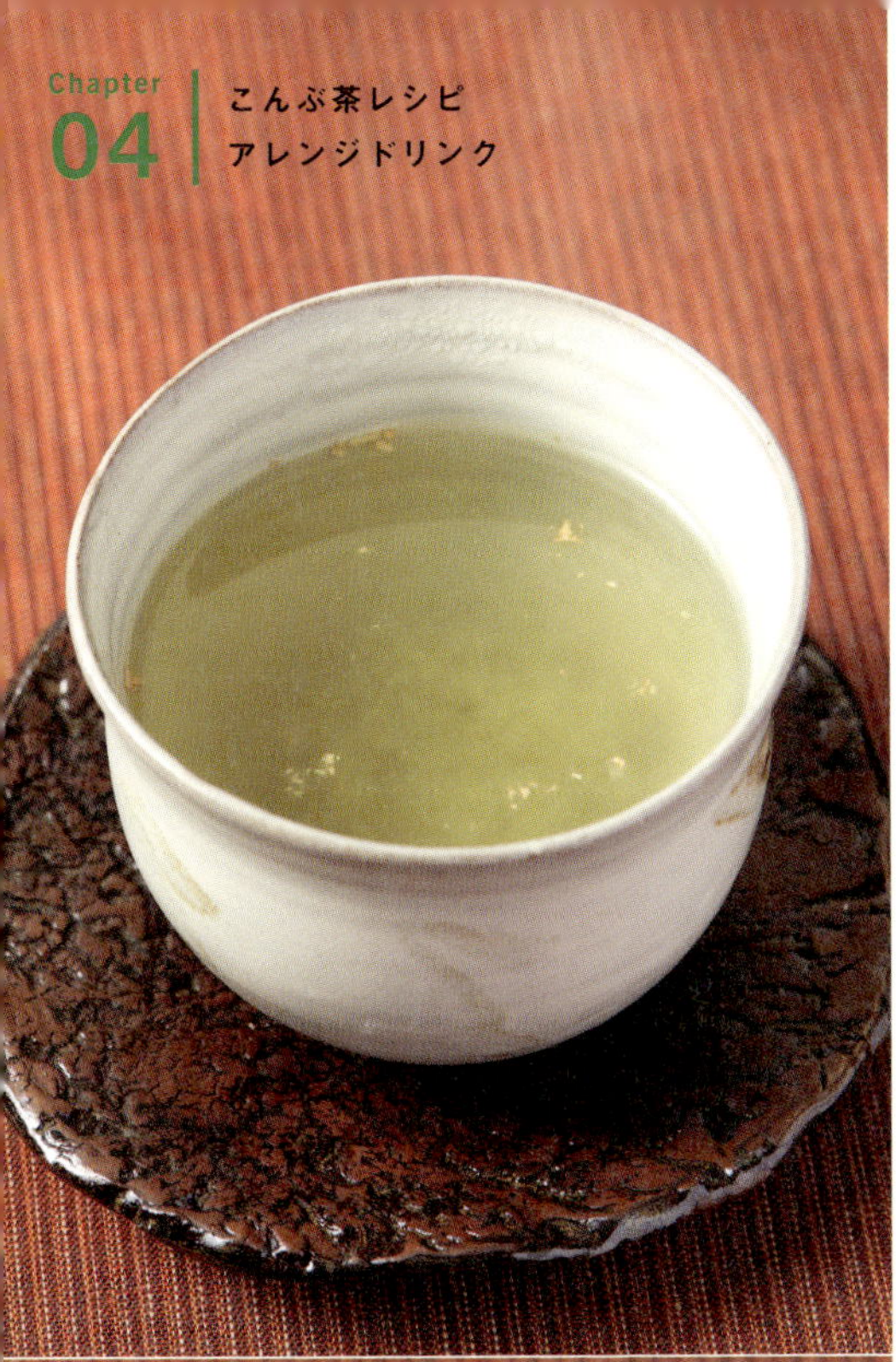

体がポカポカ
代謝もアップ！

しょうが入り こんぶ茶

材料（1人分）
こんぶ茶……小さじ1
熱湯……200ml
しょうが（すりおろす）……1かけ

作り方
こんぶ茶に熱湯を注ぎ、
しょうがを加えてよく混ぜる。

やせPOINT
しょうが汁に含まれるジンゲロールやショウガオールで体温＆代謝をアップ。

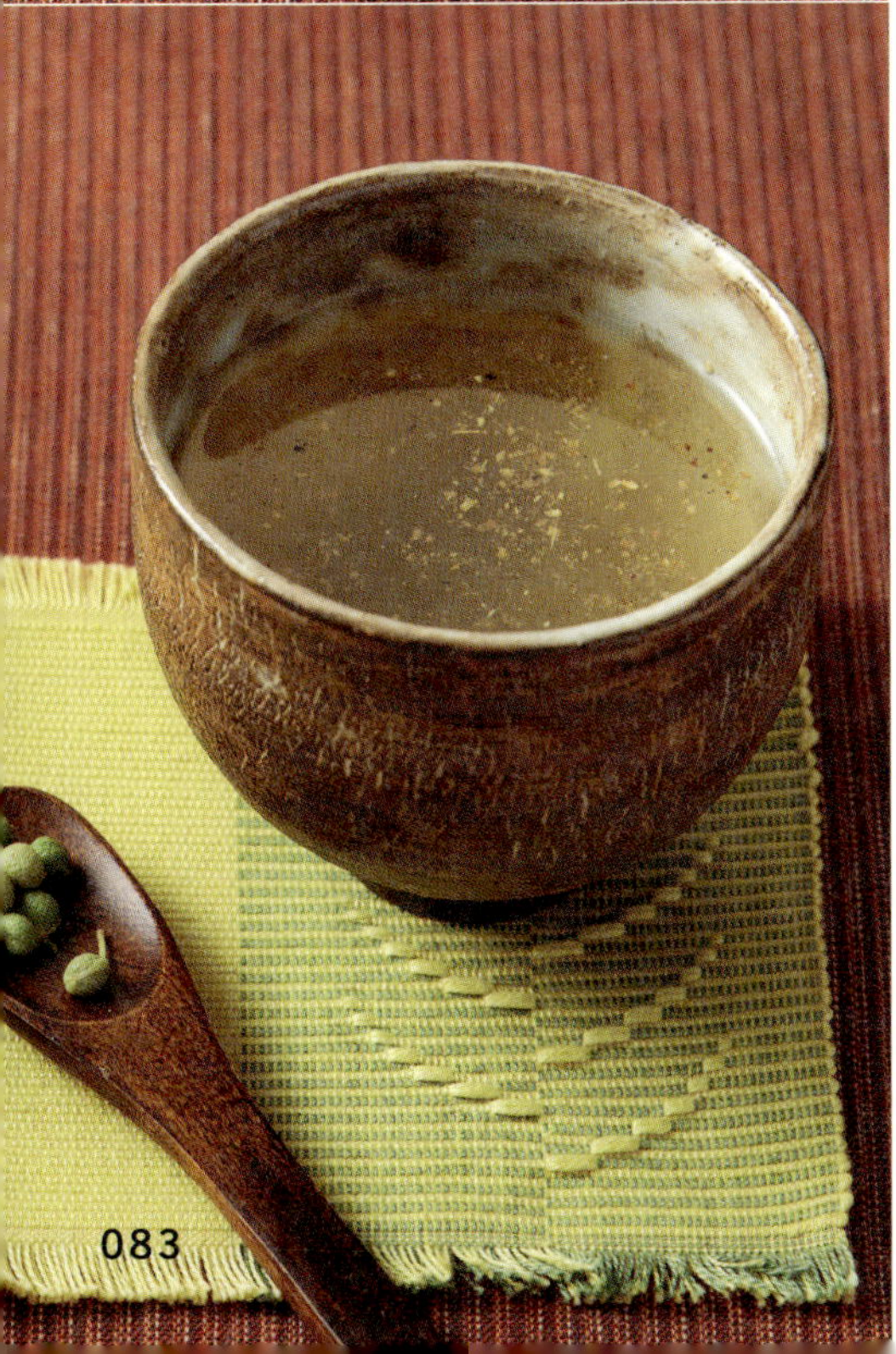

ピリッと刺激的な
成分が胃腸を丈夫に

山椒こんぶ茶

材料（1人分）
こんぶ茶……小さじ1
熱湯……200ml
山椒パウダー……小さじ1/2

作り方
こんぶ茶に熱湯を注ぎ、
山椒パウダーを加えてよく混ぜる。

やせPOINT
山椒特有のサンショオールの刺激が健胃や血行促進を助けます。

青じその香りで
上品な味わいに

青じそこんぶ茶

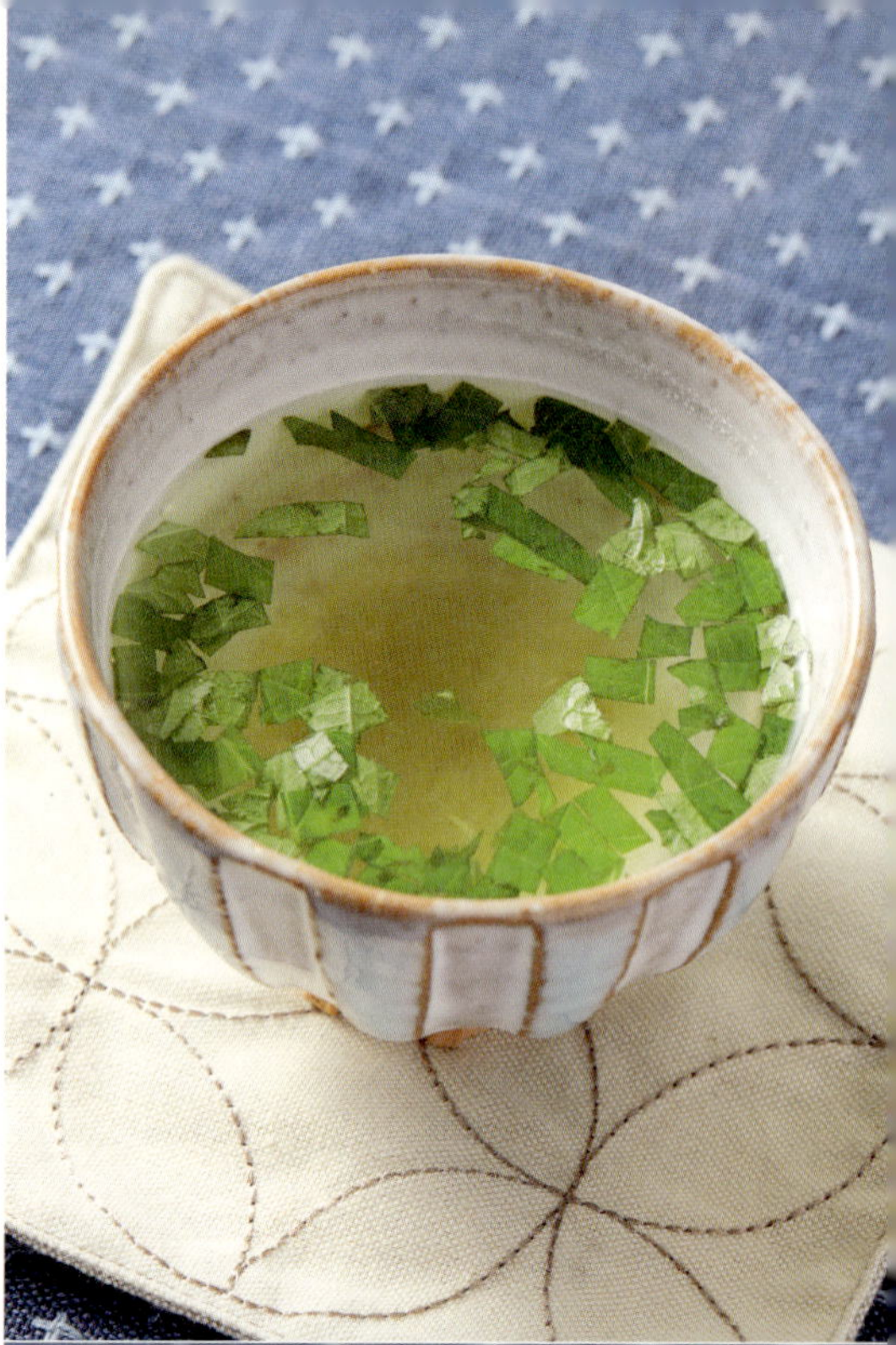

材料（1人分）
こんぶ茶……小さじ1
熱湯……200ml
青じそ（刻む）……1枚分

作り方
こんぶ茶に熱湯を注ぎ、
青じそを加えてよく混ぜる。

やせPOINT
青じその健胃作用で食欲増進＆消化吸収力をアップ。

ビタミンEを加えて
アンチエイジングにも

ごまこんぶ茶

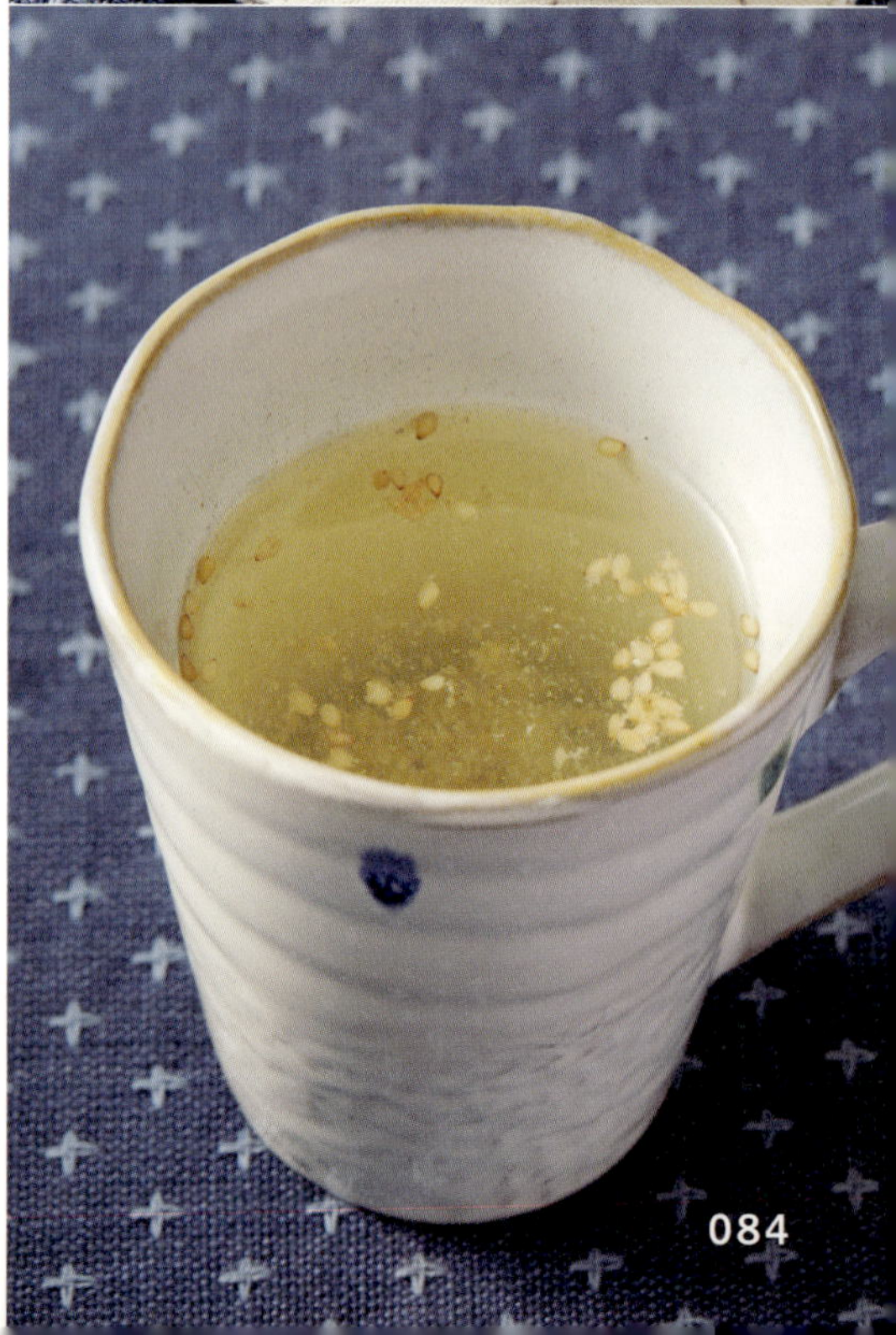

材料（1人分）
こんぶ茶……小さじ1
熱湯……200ml
白すりごま……小さじ1

作り方
こんぶ茶に熱湯を注ぎ、
白すりごまを加えてよく混ぜる。

やせPOINT
血行促進やアンチエイジング作用のあるビタミンEが豊富なごまをプラス。

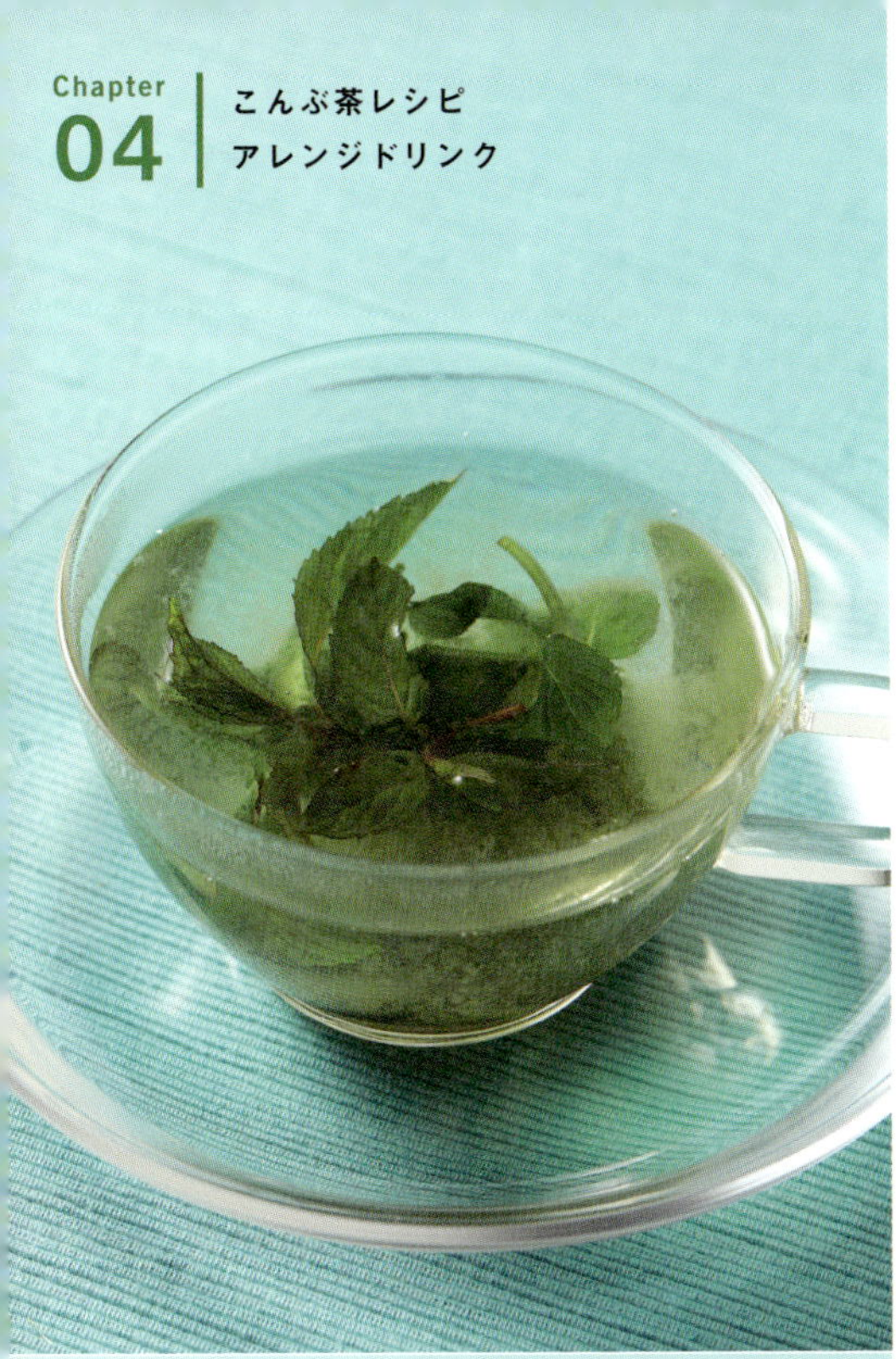

アイスでもおいしい！
香り成分で気分よく

ミントこんぶ茶

材料（1人分）
こんぶ茶……小さじ1
熱湯……200ml
ミントの葉……適量

作り方
こんぶ茶に熱湯を注いでよく混ぜ、
ミントの葉を浮かべる。

やせPOINT
さわやかな香りでリラックスできるのでイライラしたときに。

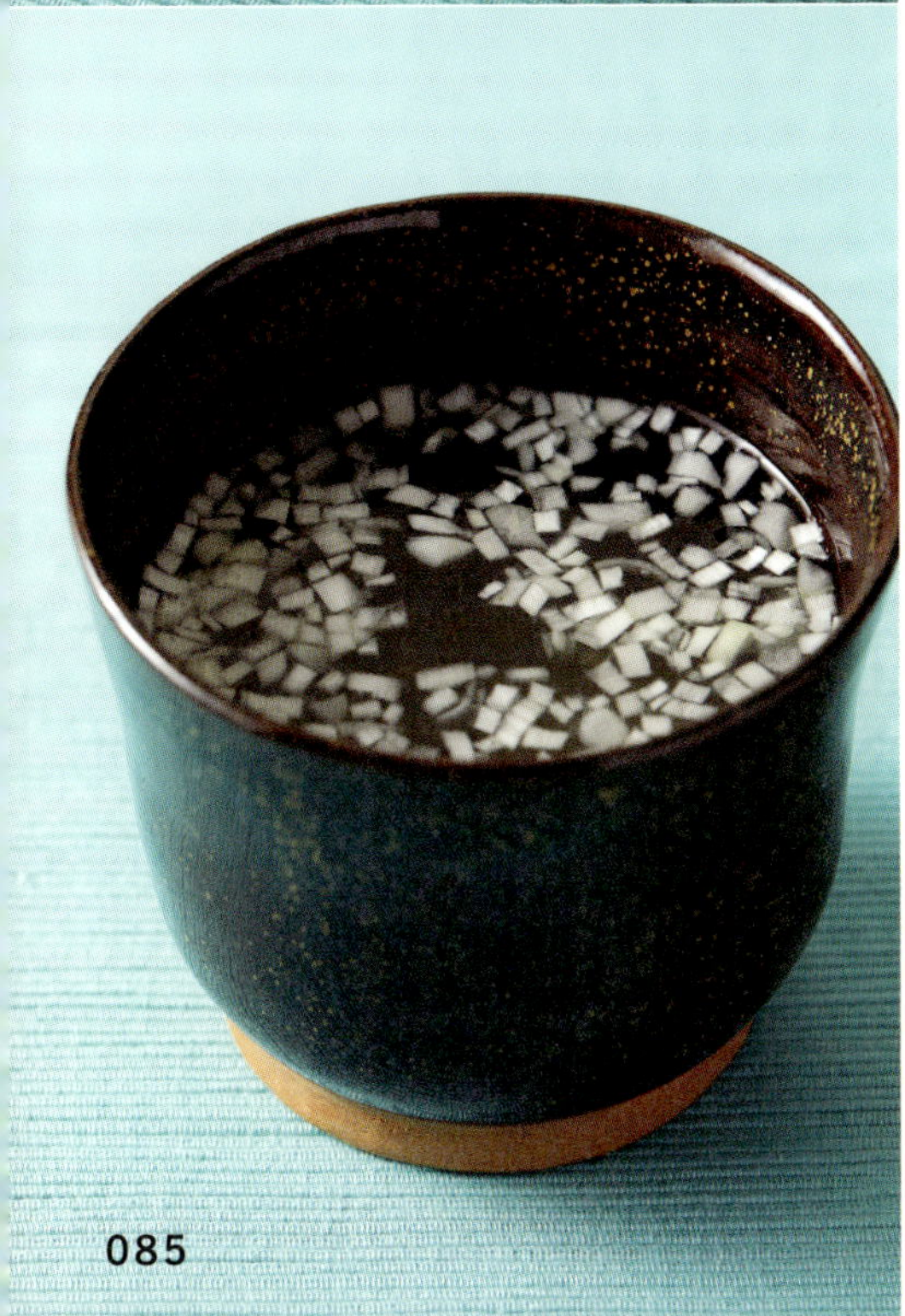

硫化アリルの作用で
血液がサラサラに！

ねぎこんぶ茶

材料（1人分）
こんぶ茶……小さじ1
熱湯……200ml
長ねぎ（刻む）……小さじ2

作り方
こんぶ茶に熱湯を注ぎ、
長ねぎを加えてよく混ぜる。

やせPOINT
血液をサラサラにする硫化アリルを含む長ねぎをトッピング！

03
毎日食べたい！
こんぶ茶レシピ

こんぶ茶は万能調味料。料理にプラスすれば、味に奥行きが生まれます。ダイエットをサポートするヘルシーなレシピを集めたので、ぜひ作ってみてください！

こんぶ茶のうま味とごま油で中華風に！
繊維たっぷりで食べごたえも抜群です

牛肉とたけのこのこんぶ茶炒め

材料（2人分）

牛薄切り肉……160g
たけのこ（水煮）……100g
ザーサイ……30g
こんぶ茶……小さじ1
ごま油……大さじ1/2

作り方

❶ 牛肉は2cm幅に切る。たけのこは食べやすい大きさに切り、ザーサイは細切りにする。

❷ フライパンにごま油を熱して牛肉を炒め、色が変わったらたけのことザーサイを加えて全体を炒め、仕上げにこんぶ茶で味をととのえる。

やせPOINT

脂肪分の少ない牛赤身肉を使うことで代謝アップを助けます。たけのこにはグルタミン酸やチロシン、アスパラギン酸などのうま味成分が含まれ、カリウム、食物繊維も豊富なのでダイエットにぴったり！

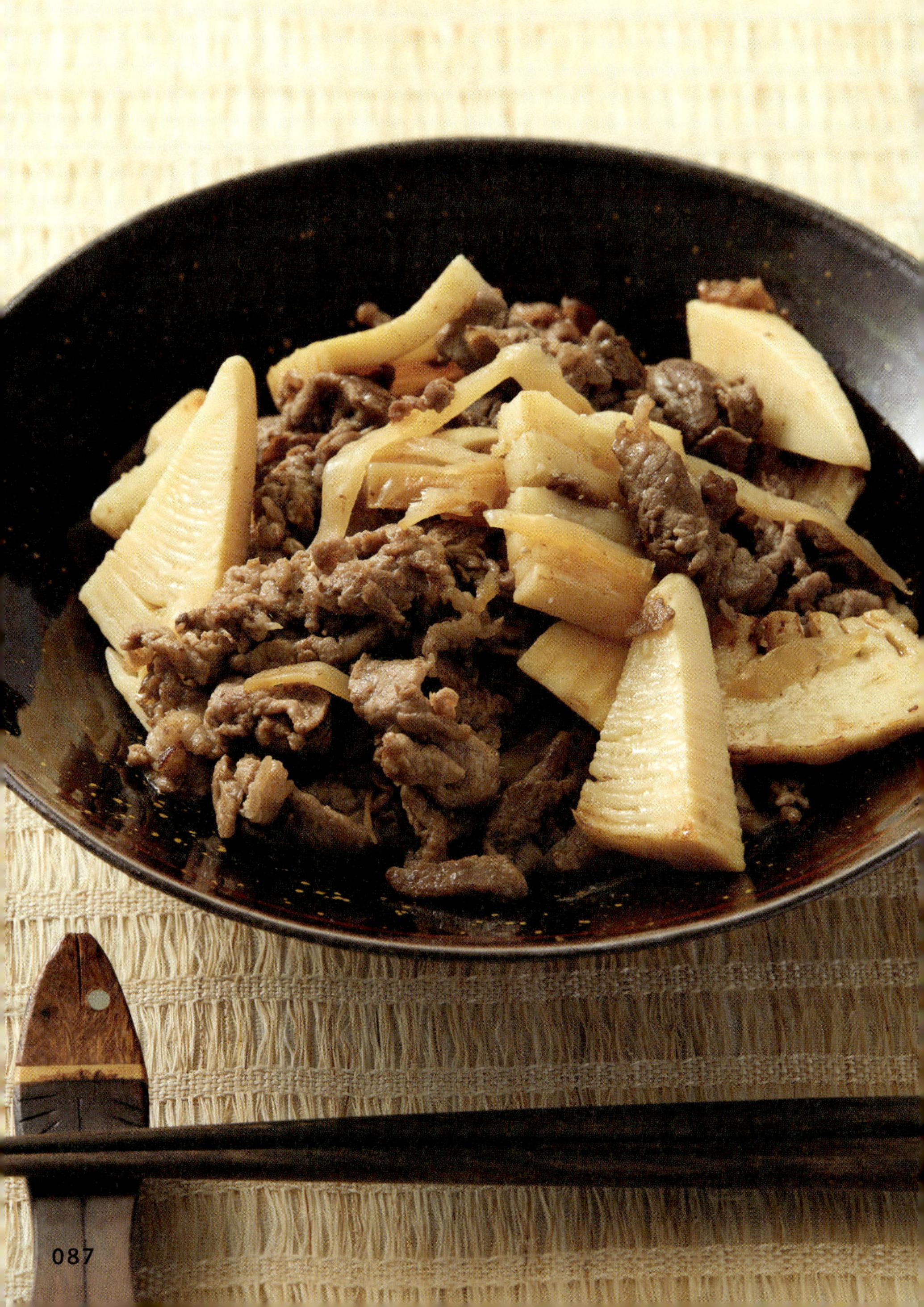

こんぶ茶とトマトのグルタミン酸で
うま味たっぷりに仕上げた煮込み料理

チキンの トマトこんぶ茶煮

材料（2人分）

鶏もも肉……1枚（約260g）
玉ねぎ……1/2個
パプリカ……1/2個
にんにく……1かけ
オリーブオイル……小さじ1
トマト水煮缶……1缶（400g）
こんぶ茶……小さじ2
黒こしょう、パセリ（刻む）……各適宜

作り方

❶鶏もも肉は一口大に切る。玉ねぎ、パプリカは2cm角に切る。にんにくはみじん切りにする。

❷鍋にオリーブオイルとにんにくを入れて熱し、香りが立ってきたら鶏肉を入れてさっと炒める。鶏肉の表面が白くなったら玉ねぎ、パプリカを加え、トマトの水煮、こんぶ茶、黒こしょうを加えて全体を混ぜる。

❸落し蓋をして弱火で20分煮る。器に盛り、パセリをふる。

やせPOINT

缶詰のトマトは生のトマトに比べると、うま味成分のグルタミン酸が2～3倍も多いといわれているのでストックしておくと幅広く使えます。こんぶ茶と組み合わせて使うことで、うま味が倍増します。

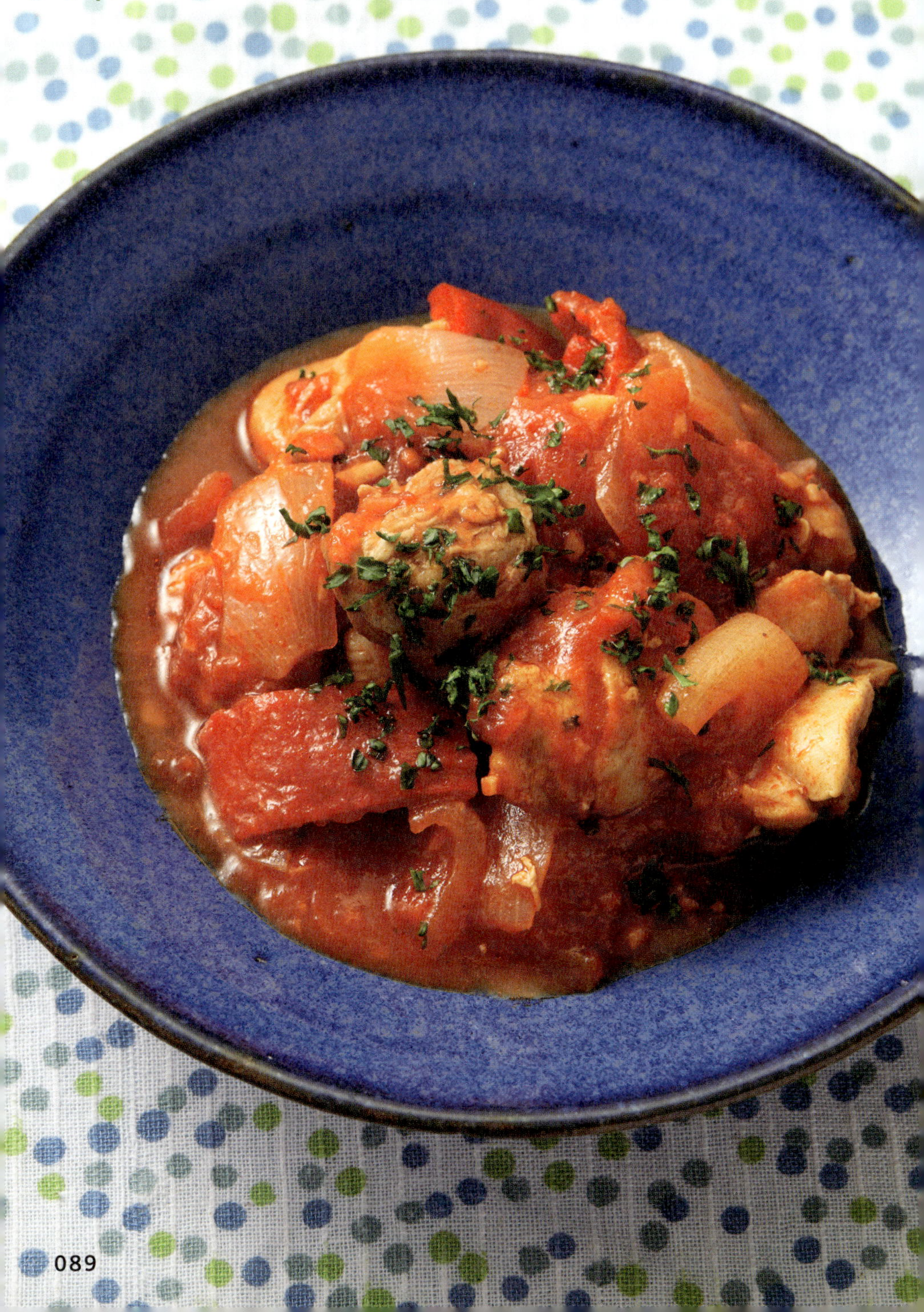

サラダ感覚で野菜もたっぷり！
ヘルシーながらおなかも満足

豚しゃぶと長ねぎのこんぶ茶和え

材料（2人分）

豚しゃぶしゃぶ用肉……240g
長ねぎ……1/2本
水菜……1株
こんぶ茶……大さじ1/2
つけだれ
　ポン酢しょうゆ……大さじ2
　しょうが……1かけ
　白ごま……小さじ1

作り方

❶ 豚肉はさっとゆでてざるに取る。長ねぎは4cm長さのせん切り、水菜は4cm長さのざく切りにする。

❷ しょうがはおろしてポン酢しょうゆと白ごまを加え、つけだれを作る。

❸ ❶の豚肉、長ねぎ、水菜をボールに入れ、こんぶ茶を振り入れて全体を和え、器に盛る。つけだれを添え、食べる直前にかける。

やせPOINT

こんぶ茶のうま味で素材をコーティングするのでしっかりと食べ応えがあります。糖質をエネルギーに変えるビタミンB群が豊富な豚肉は、ポン酢などクエン酸と組み合わせることで効果がアップします。

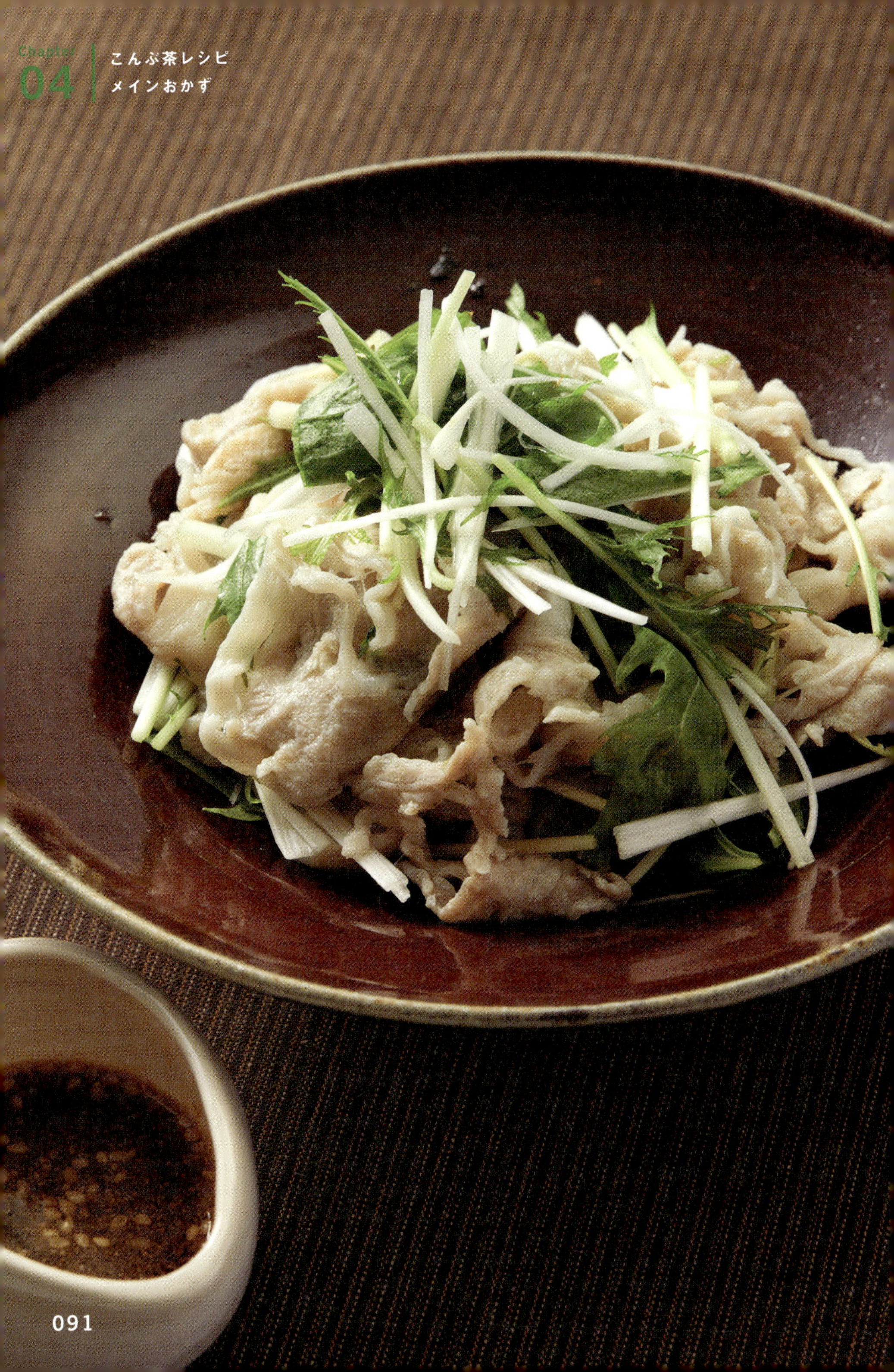

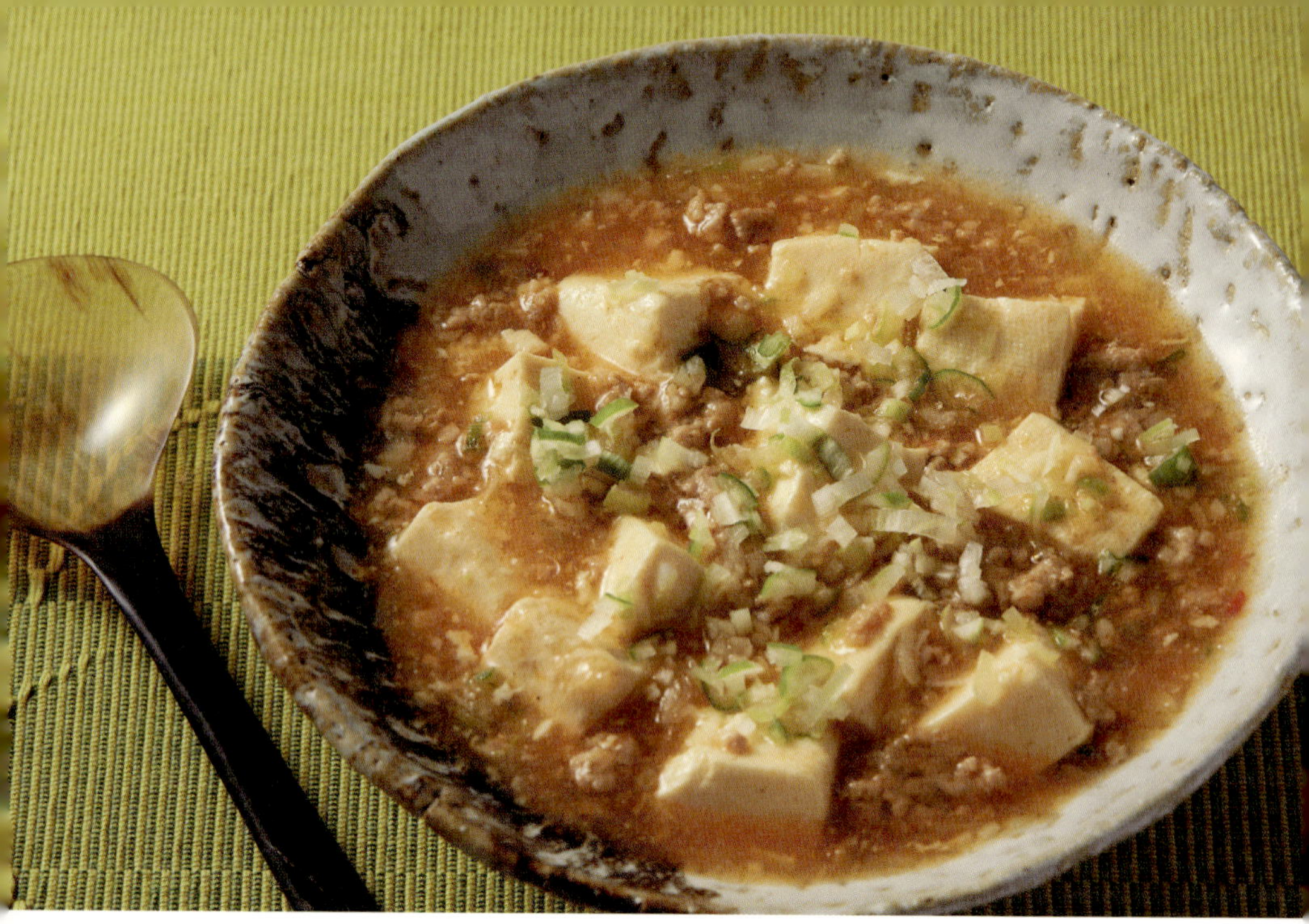

こんぶ茶で仕立てる塩味の麻婆

ヘルシー麻婆豆腐

材料（2人分）

豆腐……1丁（300g）
豚ひき肉……100g
長ねぎ……16cm分
しょうが、にんにく……各1かけ
豆板醤……小さじ1
ごま油、こんぶ茶……各小さじ2
塩・こしょう……各適宜
水溶き片栗粉（片栗粉小さじ2、水大さじ1）

作り方

❶ 豆腐は耐熱皿にのせ、電子レンジで2分加熱して水きりする。余分な水けを捨てて2cm角に切る。長ねぎ、しょうが、にんにくはみじん切りにする。

❷ フライパンにごま油を熱し、❶のしょうが、にんにく、豆板醤を炒める。香りが立ったら豚ひき肉を入れて炒める。

❸ ❷に水カップ1（分量外）、こんぶ茶を入れて煮立て、❶の豆腐、半量の長ねぎを加えて2分煮る。塩、こしょうで味を整え、水溶き片栗粉でとろみをつける。

❹ 器に盛り、残りの長ねぎをのせる。

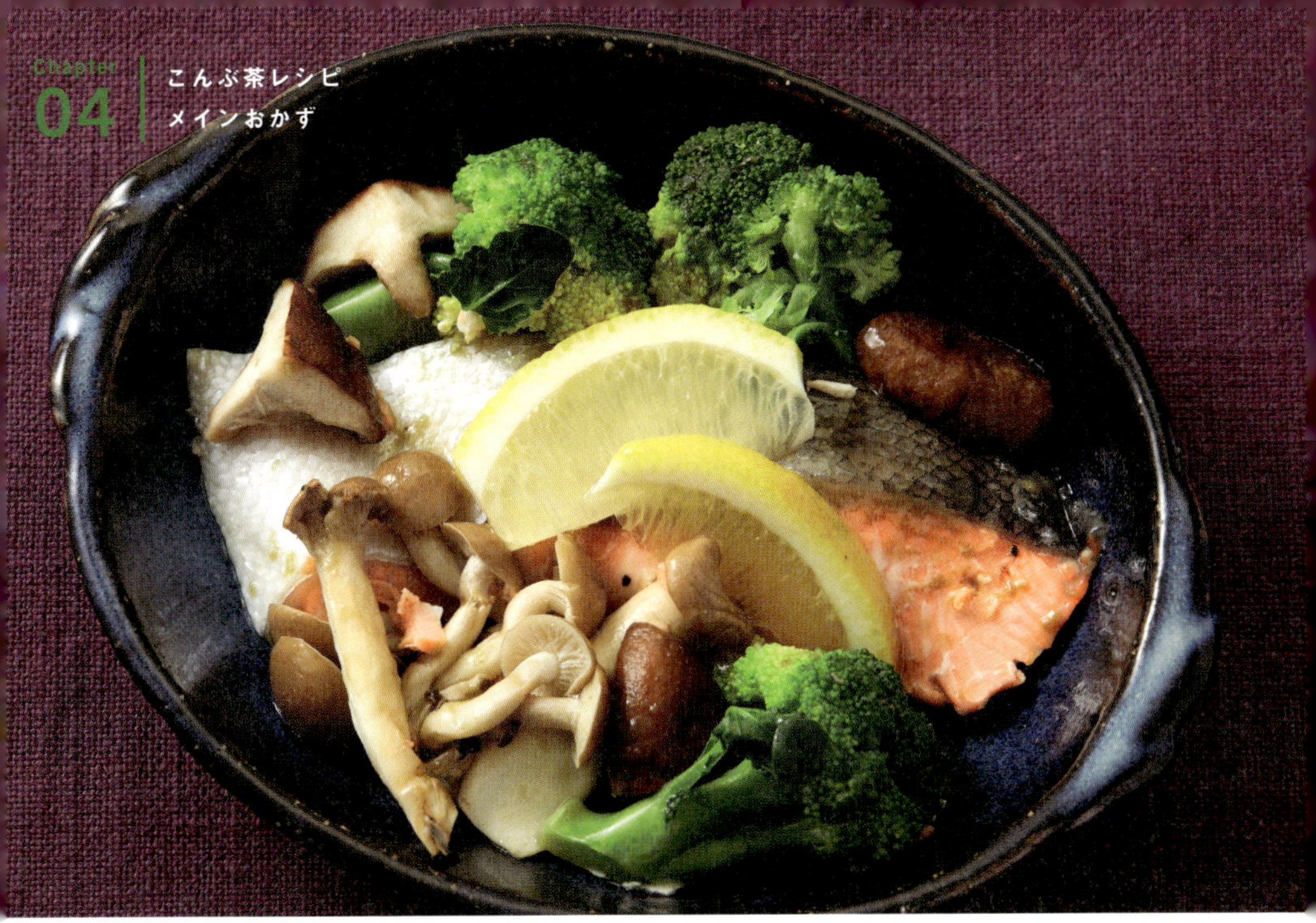

レモンとえごま油を効かせた手軽な1皿

鮭ときのこのこんぶ茶蒸し

材料（2人分）

生鮭……2切れ
きのこ（しめじ、しいたけ、エリンギなど）……100g
ブロッコリー……100g
こんぶ茶……小さじ2
レモン……1/4個
えごま油（亜麻仁油でも可）……小さじ2

作り方

❶耐熱皿に鮭、食べやすい大きさにほぐしたきのこ、小房にしたブロッコリーをのせ、全体にこんぶ茶をふる。

❷ラップをかけて電子レンジで約4分加熱し、そのまま余熱で3分調理する。

❸器に盛り、レモンを添えてえごま油をかける。

切って和えるだけのお手軽な副菜！
美容と健康に良い成分をまとめて摂れる

アボカドとトマトのこんぶ茶和え

材料（2人分）

アボカド……1/2個
トマト……1個
こんぶ茶……小さじ1
青じそ……2枚

作り方

❶アボカドは皮と種を取って1.5cm角に切る。

❷トマトは2cm角に、青じそはせん切りにする。

❸ボウルに❶のアボカド、❷のトマトを入れ、こんぶ茶を加えて和える。

❹❸を器に盛り、❷の青じそを散らす。

やせPOINT

クリーミーで食べ応えのあるアボカドはこんぶ茶やトマトのうま味とも相性抜群。食物繊維が豊富なので腸内環境を整え、ビタミンEの抗酸化作用で美肌効果も期待できます。

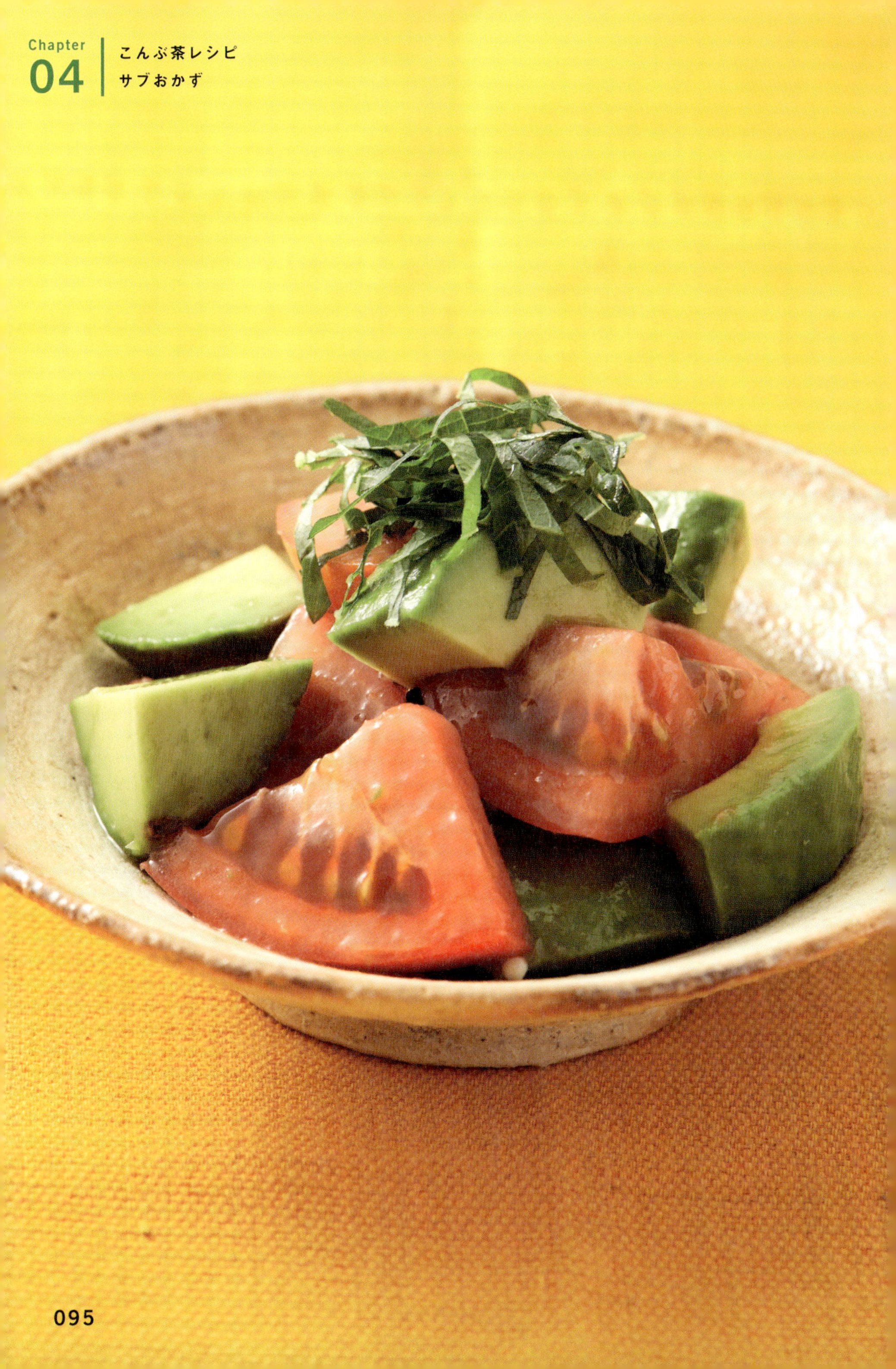

こんぶ茶のうま味をそのまま汁物に。
野菜がたっぷり摂れる滋味深い1品

こんぶ茶けんちん汁

材料(2人分)

にんじん……30g
大根……30g
里いも……100g
しめじ……30g
さやいんげん……30g
こんぶ茶……小さじ2
水……カップ2
だししょうゆ……小さじ2

作り方

❶にんじんはいちょう切り、大根は食べやすい大きさに切る。里いもは一口大に切り、しめじは石づきをとってほぐす。さやいんげんは筋を取り3cm長さに切る。

❷鍋に水とこんぶ茶を入れて、❶のにんじん、大根、里いも、しめじを煮る。

❸❷の野菜がやわらかくなったら、❶のさやいんげんを加え、だししょうゆを加えてひと煮する。

やせPOINT

野菜をたっぷり入れた具だくさんの汁を食事の最初にとることで、こんぶ茶のうま味で食べたい気持ちが満足します。血糖値の急な上昇も防いでくれるので、太りにくい体作りに役立ちます。

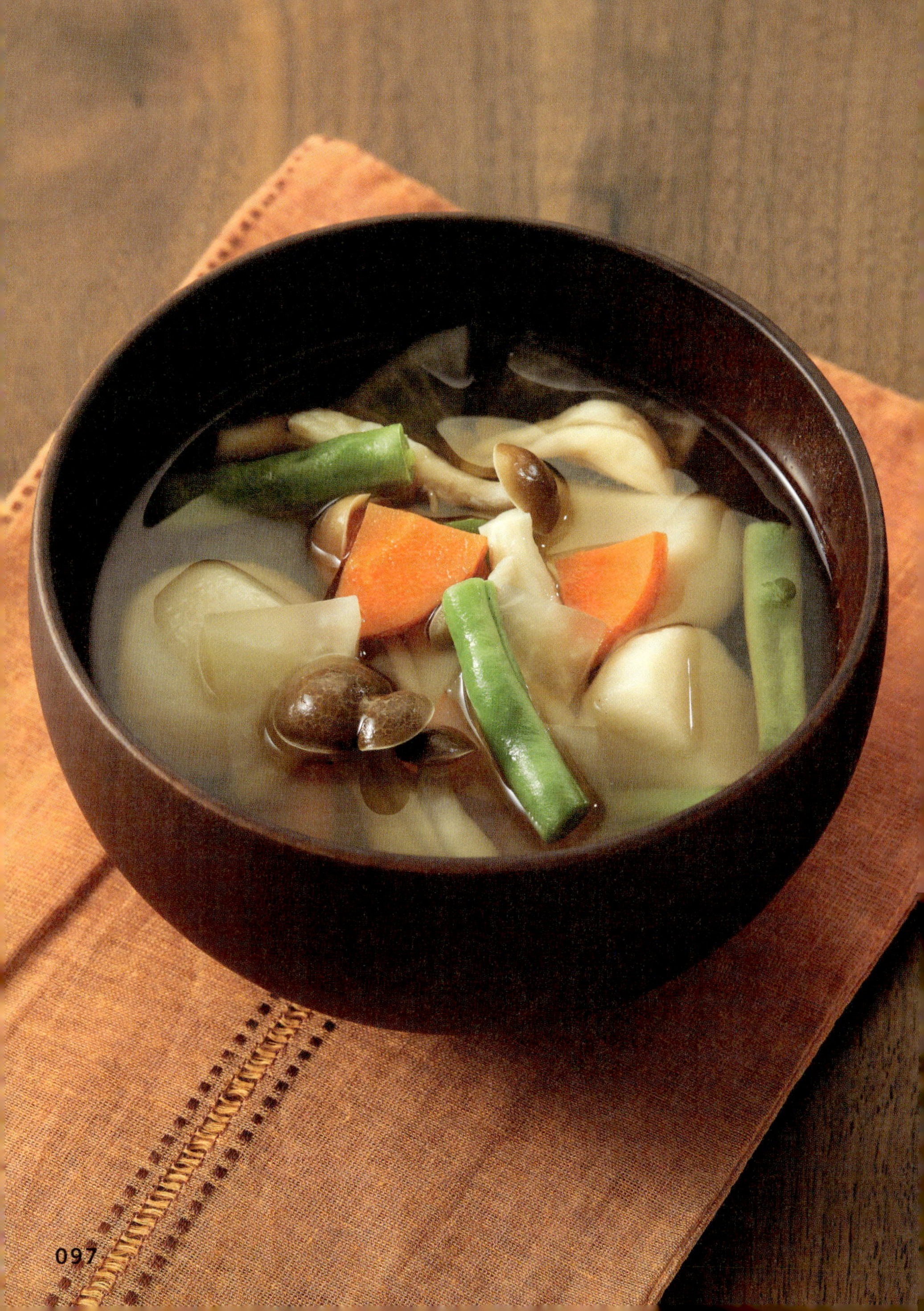

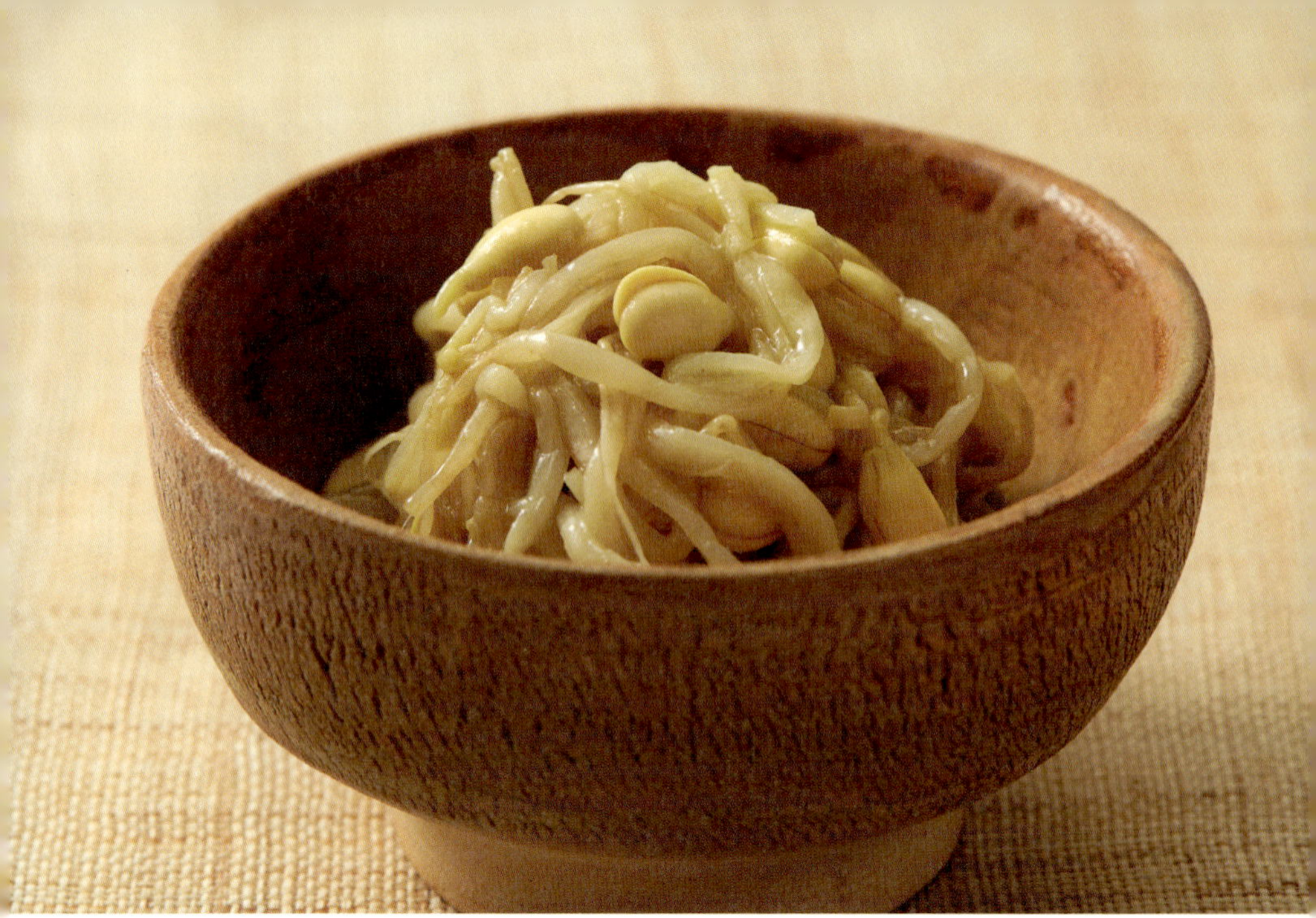

シンプルだけどつい箸が進む常備菜

子大豆もやしのこんぶ茶和え

材料（2人分）

子大豆もやし……1袋（200ｇ）

こんぶ茶……大さじ1/2

ごま油……大さじ1/2

作り方

❶子大豆もやしはさっとゆでてざるにあけ、水けをしっかりきる。

❷❶にこんぶ茶とごま油を加えて和える。

やせPOINT

子大豆もやしは女性ホルモンに成分が近い大豆イソフラボンを含む機能性食品。ダイエットをしても骨を健やかに保ちたい人におすすめ。

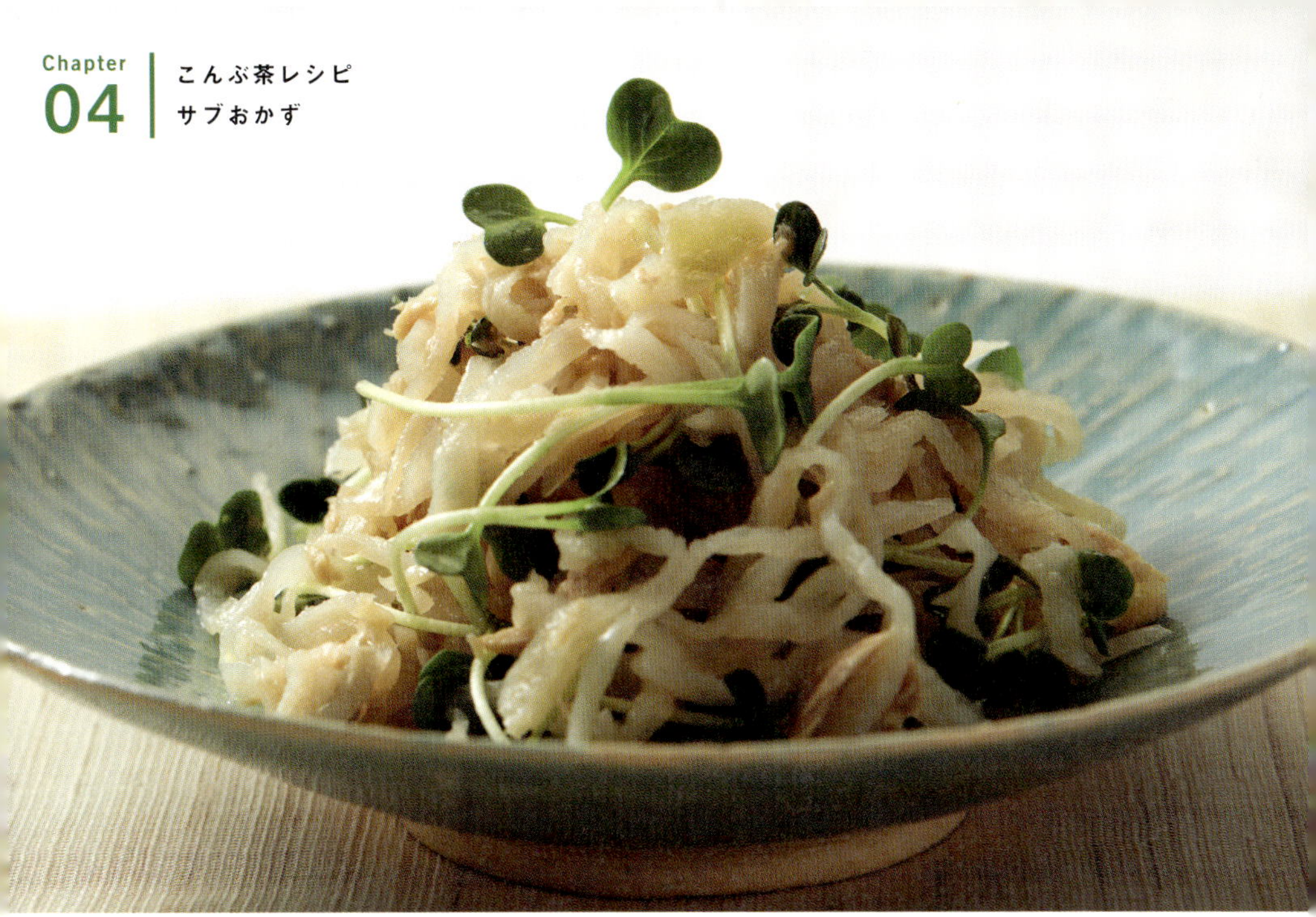

食物繊維たっぷりの組み合わせ

切り干し大根とツナのこんぶ茶マリネ

材料（2人分）

切り干し大根……30g
ツナ缶……1缶
カイワレ菜……1/2パック
こんぶ茶……小さじ1
ポン酢しょうゆ……小さじ2

作り方

❶ 切り干し大根は水で洗って、10分ゆでて水に取る。冷めたら水けをしっかり絞る。

❷ ❶の切り干し大根をボウルに入れ、ツナ、カイワレ菜、こんぶ茶、ポン酢しょうゆを入れて和える。

やせPOINT

切り干し大根は食物繊維をたっぷり含むので、こんぶ茶と組み合わせて食べることで、腸内環境を良くして便秘や下痢を改善します。

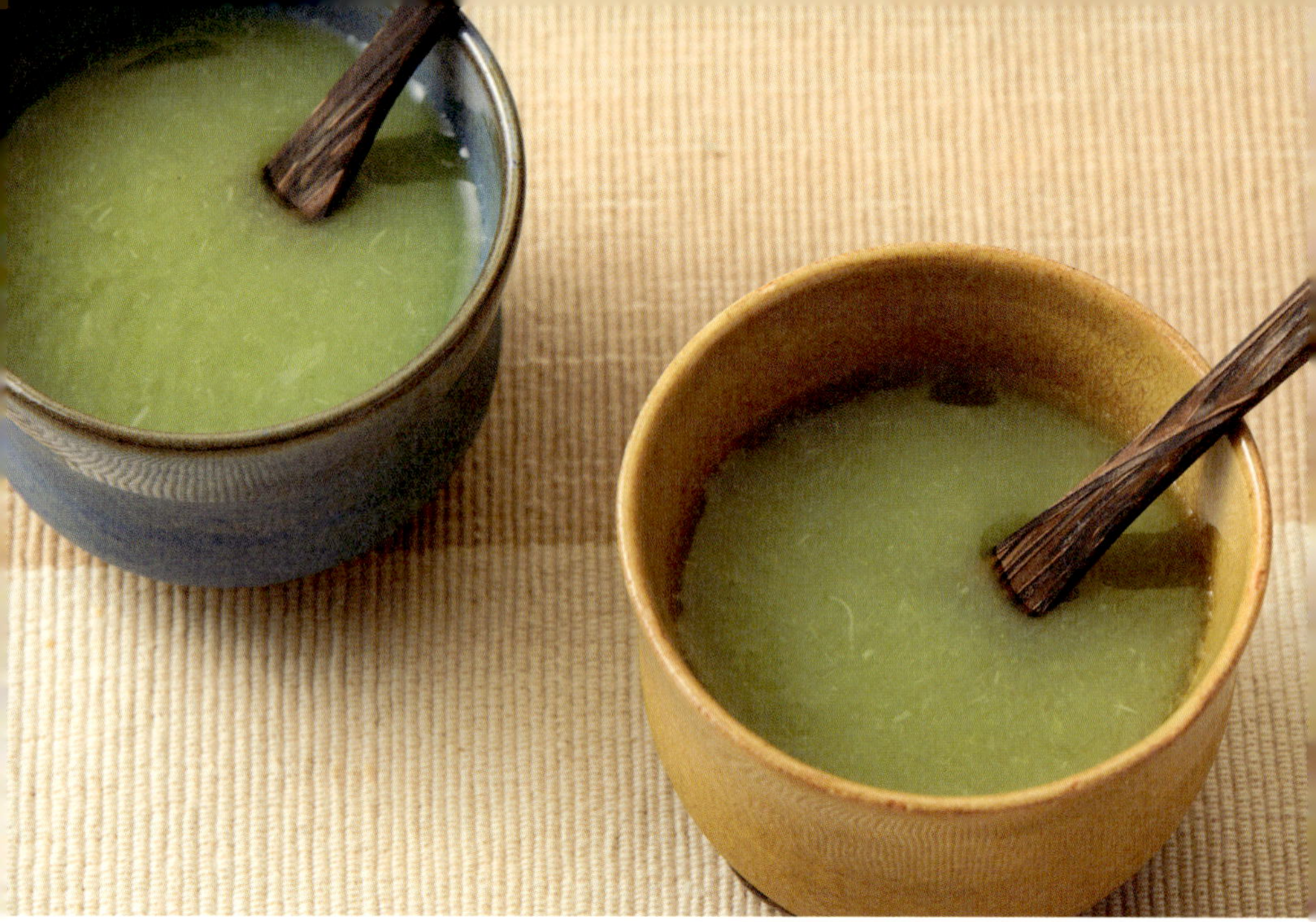

簡単汁物はこんぶ茶が味の決め手！

キャベツのすり流し

材料（2人分）

キャベツ……200g
水……カップ2
こんぶ茶……小さじ2

作り方

❶キャベツはざく切りにして鍋に入れ、水を加えて落し蓋をして弱火で10分煮る。

❷キャベツがくたっとしたらミキサーでピューレ状にして、こんぶ茶を加える。全体量が400gになるように水分量で調整する。

やせPOINT

むくみを解消するカリウムや、脂肪の吸収を制限する食物繊維が豊富なキャベツはダイエットの強い味方。こんぶ茶とも好相性。

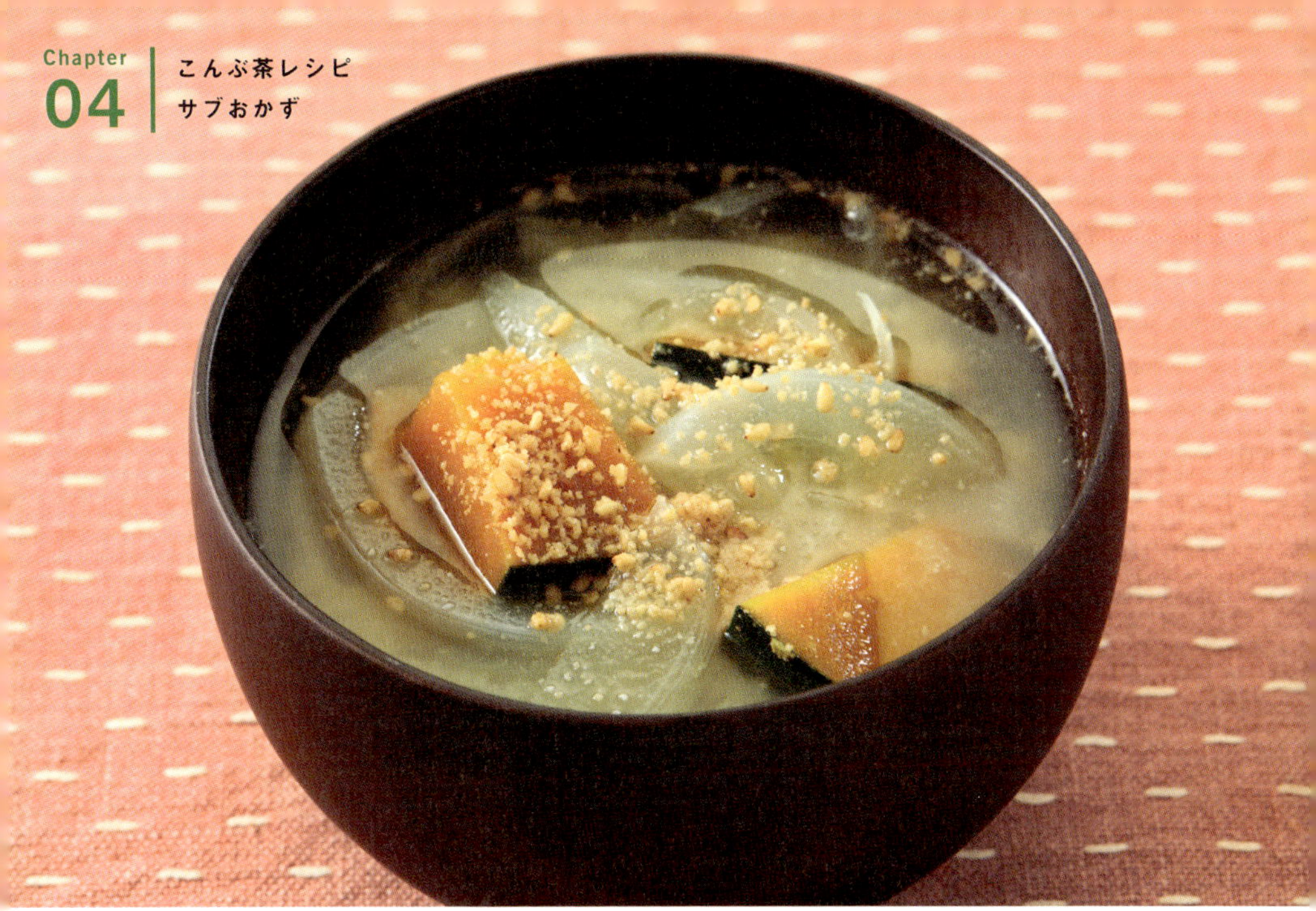

野菜の甘みを活かしたやさしい味わい

かぼちゃと玉ねぎのごまみそ汁

材料（2人分）

かぼちゃ……100g
玉ねぎ……1/4個
水……カップ2
こんぶ茶……小さじ2
みそ……大さじ1
白すりごま……小さじ2

作り方

❶ かぼちゃは1.6cm角に、玉ねぎは薄切りにする。

❷ 鍋に水を入れて、❶のかぼちゃ、玉ねぎを入れて煮る。かぼちゃがやわらかくなったら、こんぶ茶、みそを溶かし入れる。

❸ 器に盛り、白すりごまをふる。

やせPOINT

かぼちゃや玉ねぎの自然な甘みでダイエット中でも満足感の高いみそ汁です。みその量はこんぶ茶の塩気によって加減しましょう。

大豆製品＋こんぶ茶の相乗効果。
おかずにも、おつまみにも！

こんぶ茶納豆の巾着

材料（2人分）

納豆……1パック
オクラ……3本
こんぶ茶……小さじ1
油揚げ……2枚

作り方

❶納豆をよく混ぜ、輪切りにしたオクラ、こんぶ茶を加えて混ぜる。油揚げは横半分に切って袋状に開いておく。

❷❶を4等分して、❶の油揚げにそれぞれ詰め、つまようじで口を閉じる。

❸オーブントースターで❷の両面を焼き色がつくまで焼く。

❹器に盛り、好みでこんぶ茶を添えて、つけながらいただく。

やせPOINT

大豆の植物性たんぱく質と、こんぶ茶に含まれるミネラルがお互いの効用を高めるといわれているので、理想的な食べ合わせの1品。カリッとした食感でボリュームもあるので満足感が得られます。

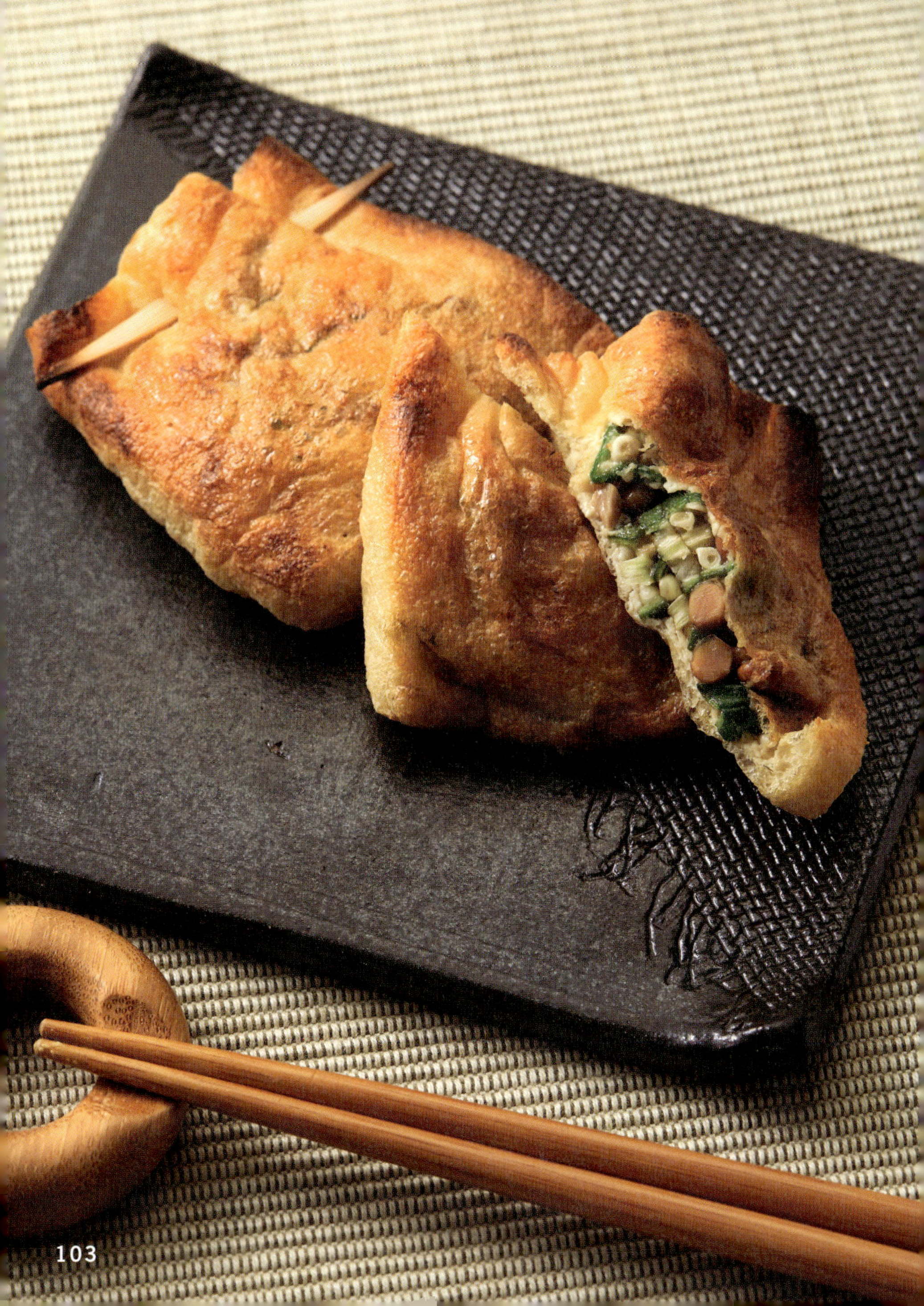

豆乳仕立てのこんぶ茶スープ。
やさしい味わいで体も温まりそう

こんぶ茶にゅうめん

材料（2人分）

油揚げ……1枚
万能ねぎ……1本
豆乳……カップ1
水……カップ2
こんぶ茶……小さじ4
塩……少々
そうめん（乾麺）……100g

作り方

❶油揚げは短冊切りに、万能ねぎは小口切りにする。

❷鍋に豆乳、水を入れて煮立て、こんぶ茶を加える。❶の油揚げ、塩を入れて2〜3分煮る。

❸そうめんを袋の表示通りゆでて器に入れ、❷のスープをかける。❶の万能ねぎを散らす。

やせPOINT

温かいにゅうめんにすることで時間をかけてゆっくりと食べるので、満腹感を得やすく、血糖値の上昇もゆるやかにします。大豆製品とこんぶ茶の組み合わせもお互いの効果を高めます。

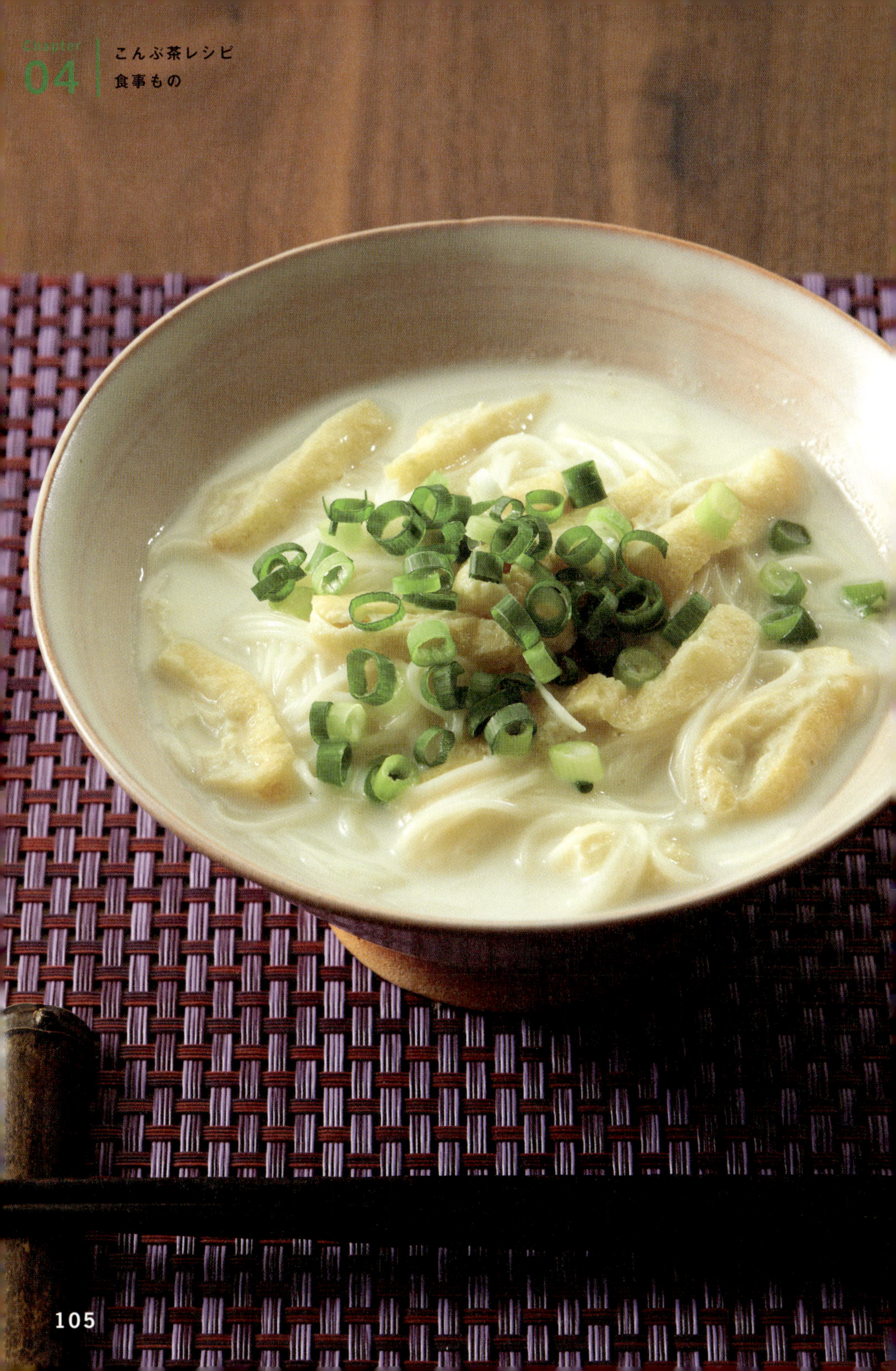

米を減らしてこんにゃくでカサ増しした
安心して食べられるヘルシー炒飯

こんにゃくそぼろの低糖質炒飯

材料（2人分）

こんにゃく……100g
長ねぎ……16cm
卵……2個
油……大さじ1
しょうゆ……小さじ2
みりん……小さじ2
こんぶ茶……小さじ2
ごはん……茶碗大盛り1杯（200g）

作り方

❶こんにゃくは粗めに刻む。長ねぎはみじん切りにする。卵は溶きほぐしておく。

❷フライパンに油を半量入れて熱し、卵を入れてさっと炒め、一旦取り出す。

❸❷のフライパンに残りの油を入れ、こんにゃくを炒め、しょうゆ、みりんを入れて煮詰めるように炒める。

❹❸のフライパンに❶の長ねぎ、ごはんを入れて炒め、❷の卵を戻し入れ、こんぶ茶を加えて全体を混ぜる。

やせPOINT

刻んで甘辛く味付けたこんにゃくそぼろをたっぷり加えることで、ごはんを減らして低糖質に仕上げました。歯ごたえがよく満腹感があるので、ダイエット中でも安心して食べられる炒飯です。

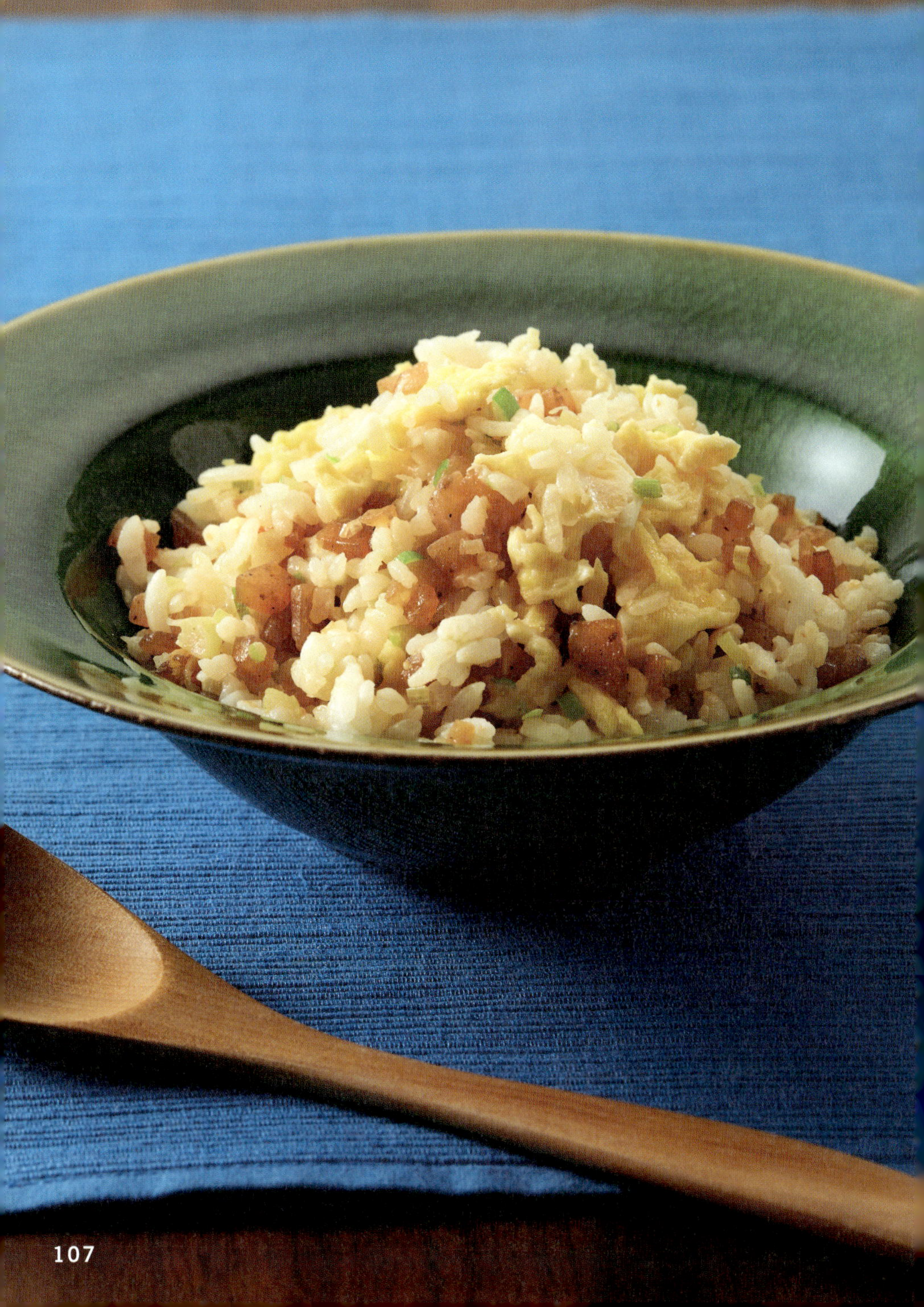

キャベツでカサ増しした具だくさんレシピ。
はまぐりのだしとこんぶ茶のうま味でさっぱり！

キャベツとはまぐりのこんぶ茶パスタ

材料（2人分）

キャベツ……200g
にんにく……1かけ
青じそ……4枚
はまぐり……200g
スパゲッティ……120g
オリーブオイル……大さじ1
こんぶ茶……小さじ2
黒こしょう……少々

作り方

❶キャベツはざく切りに、にんにくはみじん切りにする。青じそはせん切りにする。はまぐりは殻をすり合わせてよく洗う。

❷フライパンにオリーブオイルと❶のにんにくを入れて炒め、香りが立ったらキャベツ、はまぐりを入れて炒め、水カップ1（分量外）を加えて蓋をする。はまぐりが開いたらこんぶ茶を加え、黒こしょうを入れて火から下ろす。

❸多めの熱湯に塩（分量外）を入れ、スパゲッティを袋の表示通りにゆでる。

❹ゆで上がった❸のスパゲッティを❷のフライパンに入れ、全体を混ぜる。器に盛り、青じそをのせる。

やせPOINT

スパゲッティの量を減らす代わりに、キャベツをたっぷり加えてカサ増ししました。はまぐりのだしと、こんぶ茶のうま味が合わさったときの強烈なうま味で、味覚もリセットされるでしょう。

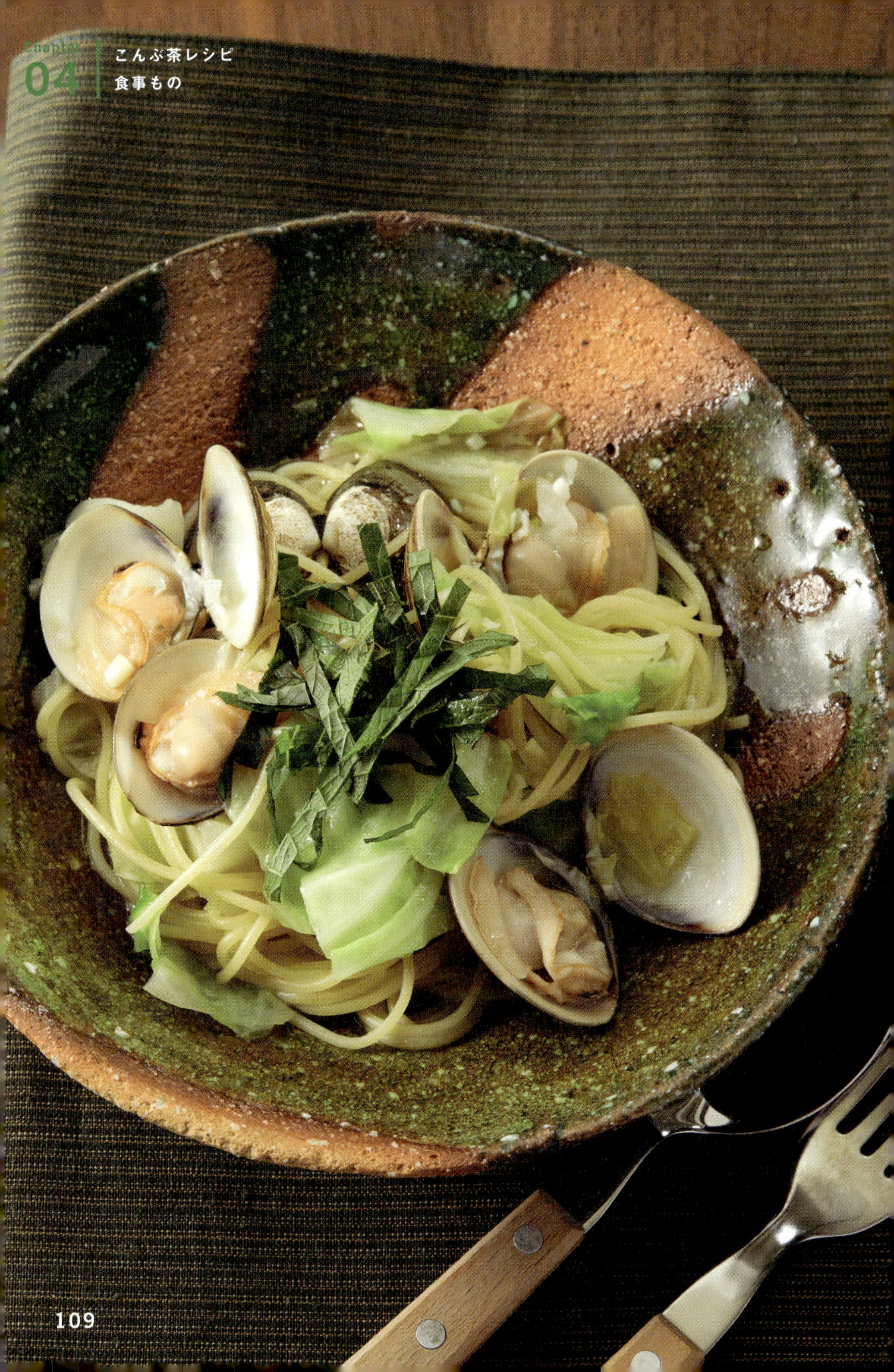

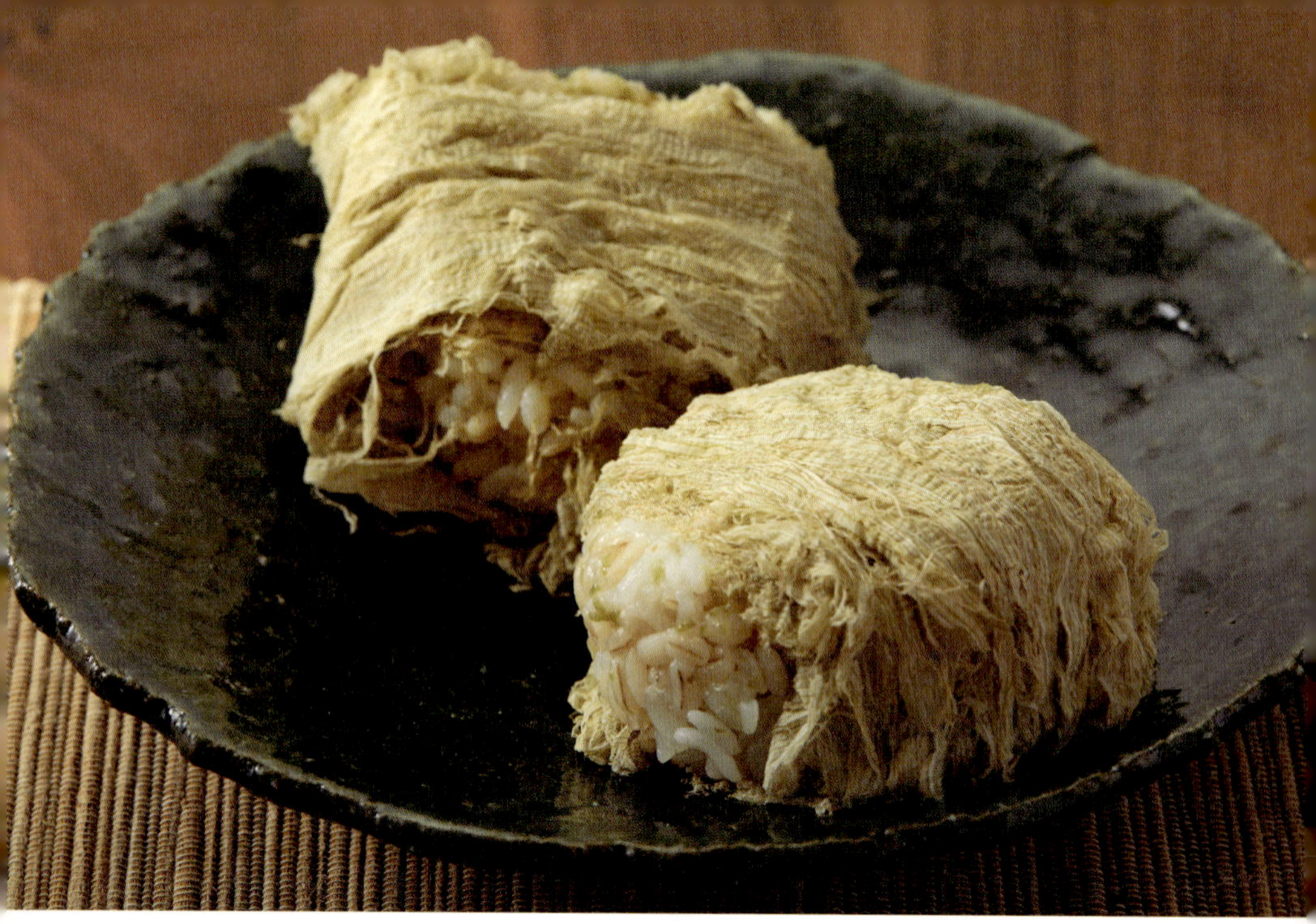

プチプチした歯ごたえで少量でも満足！

もち麦入りこんぶ茶めしのおにぎり

材料（米2合分）

米……1合
もち麦……1合
こんぶ茶……小さじ2
おぼろこんぶ……1袋

作り方

❶米ともち麦を洗って、こんぶ茶を加えて2合のメモリまで水を入れ炊飯する。

❷炊き上がったご飯をよく混ぜておにぎりにする。こんぶ茶（分量外）をまぶして、おぼろ昆布を巻く。

やせPOINT

食物繊維が豊富で、糖や脂肪の吸収を抑制するというもち麦。プチプチという歯ごたえが楽しく、小さなサイズでも満足できます。

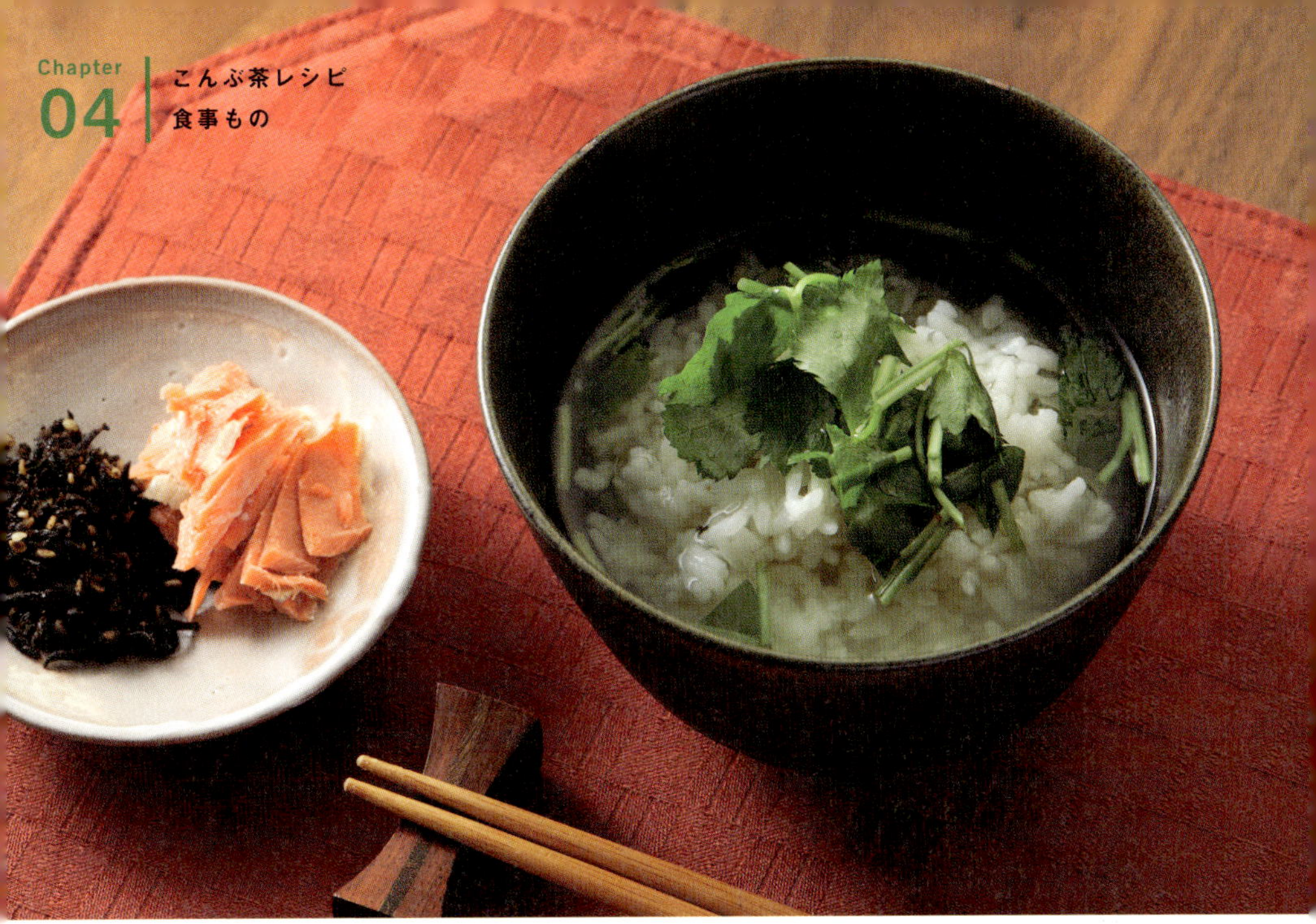

カロリー控えめな朝食や夜食に

こんぶ茶漬け

材料（1人分）

鮭……1/3切れ
三つ葉……2本
こんぶ茶……小さじ1
ごはん……茶碗に軽く1杯
熱湯……200cc
佃煮……大さじ1

作り方

❶鮭は焼いてほぐす（鮭フレークでもよい）。三つ葉は1cm長さに切る。こんぶ茶に熱湯を注ぐ。

❷器に盛ったごはんに❶のこんぶ茶をかけ、三つ葉をのせる。鮭と佃煮を添える。

やせPOINT

食べ過ぎてしまったときや、飲み会・食事会前の調整方法として、1食をこんぶ茶漬けに置き換えるのもいいかもしれません。

おやつや軽食、朝食にぴったり！
食物繊維豊富なおかずマフィン

ひじきとコーンのマフィン

材料（6個分）

ホットケーキミックス……200g
卵……1個
豆乳……130cc
こんぶ茶……小さじ1
芽ひじき（乾燥）……6g
コーン缶……カップ1/2

作り方

❶芽ひじきはぬるま湯につけてもどし、水けを絞る。

❷ボウルに卵と豆乳を入れて、ホットケーキミックスとこんぶ茶を加えて泡立て器で混ぜる。❶のひじき、コーンを入れてさらに混ぜる。

❸マフィンカップの7分目まで❷の生地を入れ、170度のオーブンで約30分焼く。

やせPOINT

バターやオイルを使わず、こんぶ茶が隠し味となった甘さ控えめのマフィンです。ひじきやコーンを具材にすることで食物繊維も摂れます。

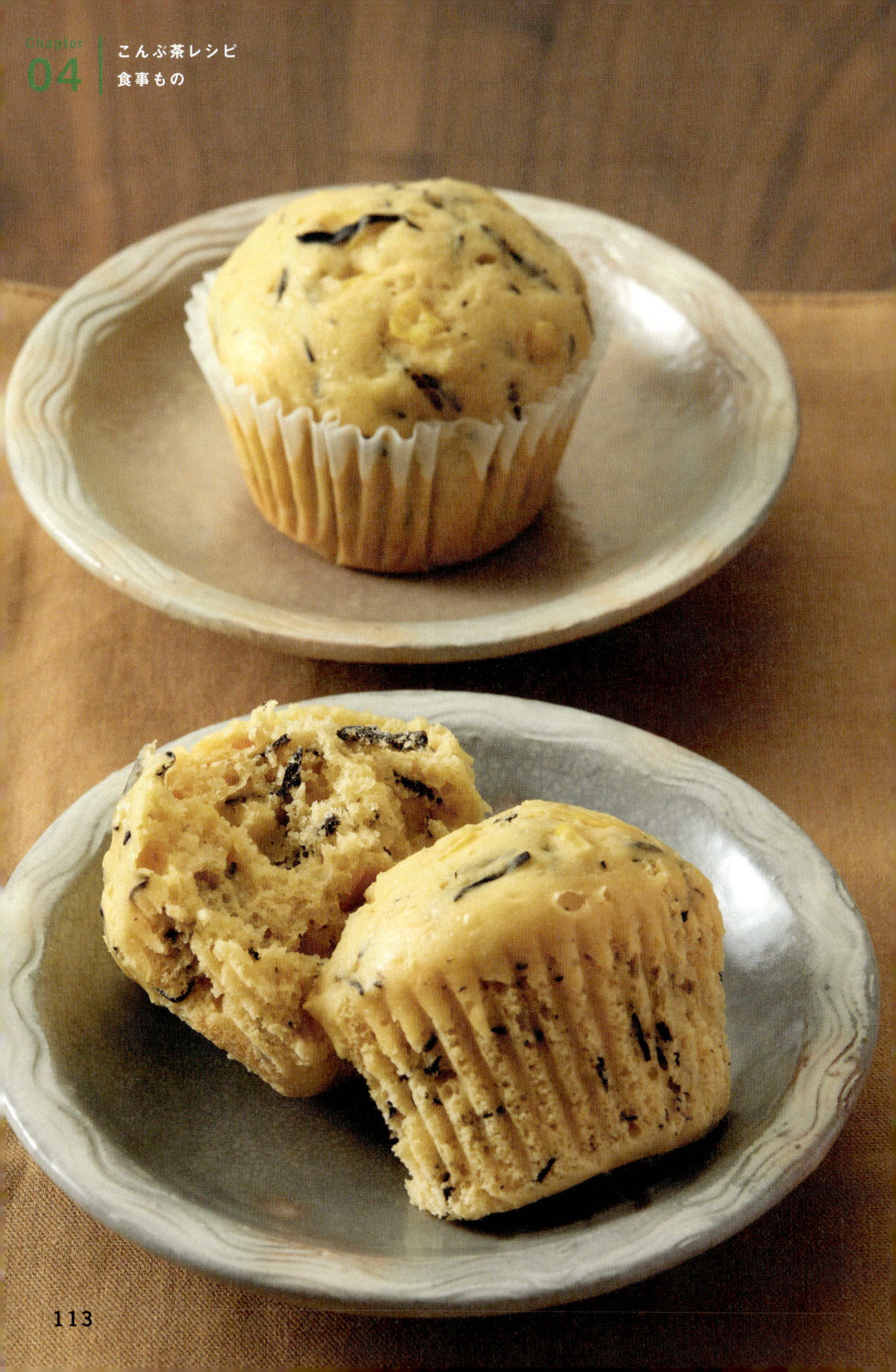

さらに効果アップ！

こんぶ茶と一緒に摂りたい食材

こんぶ茶は食材との組み合わせによる相乗効果でダイエット効果が高まります。たとえば、たんぱく質やカルシウムをバランスよく含み、吸収率の高い乳製品と一緒に摂ることで、こんぶ茶の有効成分の吸収率もアップします。こんぶ茶を飲むだけでなく、調味料として料理に使うメリットは、こうした相乗効果を狙えるところにあります。

こんぶ茶と一緒に摂りたい食材を目的別に紹介しますので、こんぶ茶を料理に取り入れるときの参考にしてください。

こんぶのダイエット効果を高める

こんぶ茶

＋

大豆・大豆製品

大豆の植物性たんぱく質と、こんぶのミネラルを一緒に摂ることでお互いの効用を高めるといわれています。調理することで消化が良くなり、体への吸収率もアップします。

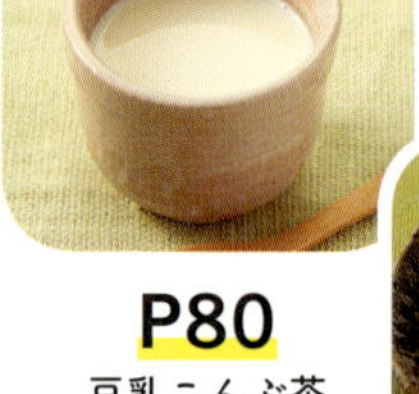

P80
豆乳こんぶ茶

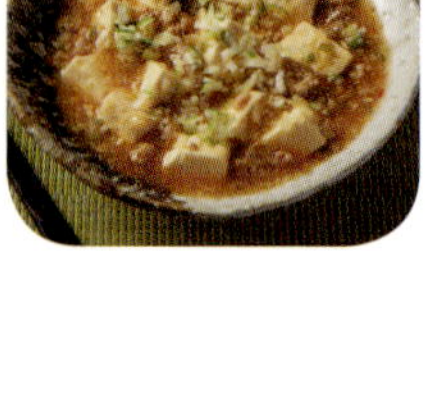

P92
ヘルシー麻婆豆腐

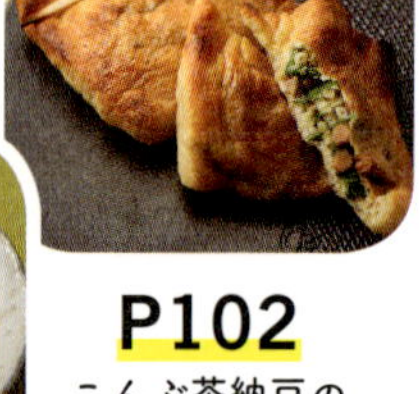

P102
こんぶ茶納豆の巾着

美肌
貧血予防に

こんぶ茶
＋
にんじん
さやいんげん
ほうれん草

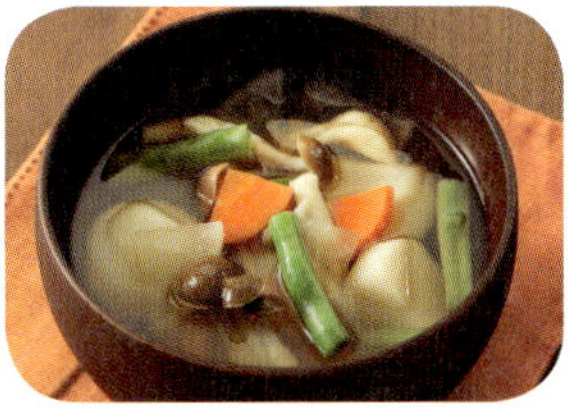

P96
こんぶ茶けんちん汁

高血圧予防
コレステロール
対策に

こんぶ茶
＋
こんにゃく
しめじ
オクラ

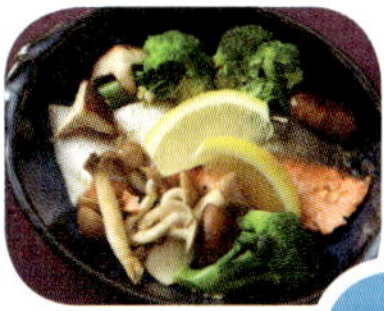

P93
鮭ときのこの
こんぶ茶蒸し

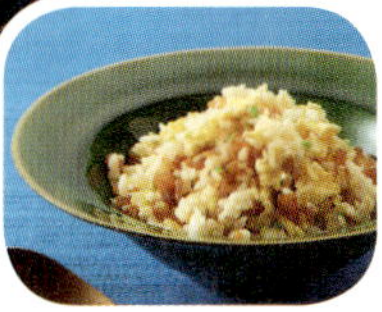

P106
こんにゃくそぼろ
の低糖質炒飯

がん予防
血流アップ

こんぶ茶
＋
キャベツ
しそ
玉ねぎ

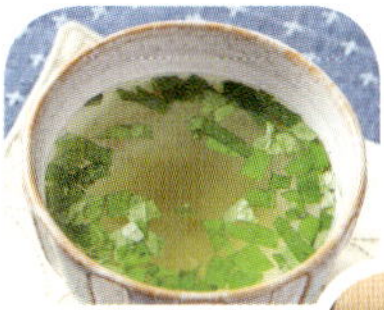

P84
青じそこんぶ茶

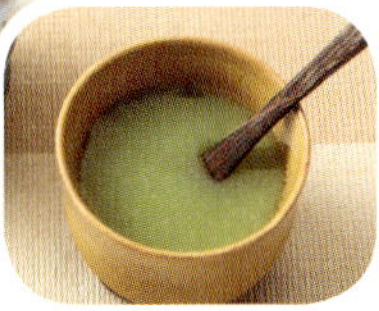

P100
キャベツの
すり流し

むくみ解消
気管支症状の
緩和

こんぶ茶
＋
かぼちゃ
はまぐり

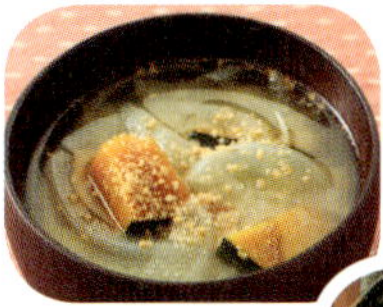

P101
かぼちゃと玉ねぎ
のごまみそ汁

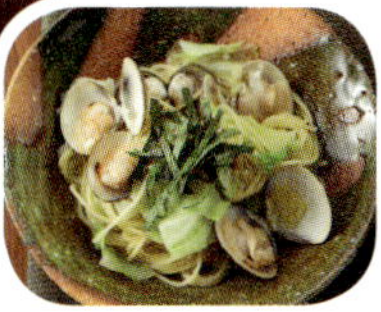

P108
キャベツと
はまぐりの
こんぶ茶パスタ

COLUMN

こんぶ茶のこの成分がすごい！
「ミネラル類」

こんぶは、「海のミネラルの宝庫」と呼ばれるくらい、さまざまなミネラルが豊富に含まれています。ミネラルはわずかな量でも、私たちの体の機能を正常に動かす役割があります。

骨や歯を丈夫にして、精神を安定させるカルシウム、貧血を予防する鉄分、血圧を安定させるカリウムやラミニン、肌や髪、爪などの健康を保つヨウ素（ヨード）、など、体の細胞や生理機能の維持、調節をしてくれる、さまざまな栄養素が含まれています。

こんぶのミネラルは、他の食品に比べて体内への消化吸収率が高く、約80%のミネラルを吸収できるといわれています。

現代人はミネラル不足なので、手軽に飲めるこんぶ茶でミネラルを補給しましょう。

Chapter

05

味覚リセット成功のためのドクターアドバイス

こんぶ茶ダイエットにチャレンジしている最中の「こんなときどうしよう!?」という悩みや疑問を集めました。ダイエット外来専門ドクターのアドバイスを参考に、無理せず、楽しく味覚リセットを成功させましょう!

Q

食べ過ぎてしまったときのリカバー法はある？

1日で急に太るわけではないので大丈夫！

ダイエットを頑張っている最中でも、食事に誘われたり、お菓子をいただいたりして、つい食べ過ぎてしまうことはありますよね。自分を責めることはありません。

大切なのは、ここで「もういいや！」とあきらめないこと。**食べ過ぎたものはすぐに体に脂肪として付くわけではなく**、余分なエネルギーは肝臓に一旦運ばれて、48時間ストックされるといわれています。**この間にリセットしてしまえばいい**のです。

食べ過ぎた翌日の朝は、いつも通りこんぶ茶を飲んで味覚をリセット。その日1日は、なるべくカロリー控えめの食事を心がけましょう。

血糖値が急激に上がらないように、食事の工夫も大切です。たとえば、**食事の前に酢の物やマリネなど、酢を使った一品を食べる**と、酢に含まれる酢酸の作用で血糖値の上昇を防ぎます。それから、**炭水化物を食べる前に、ヨーグルトなどの乳製品を摂る**ことで、血糖値の上昇を緩やかにしたり、脂質の吸収を防いでくれます。

安心してください。**48時間以内ならリカバーは可能**です！

Q

甘いおやつがどうしてもガマンできません！

選び方や食べ方に注意して罪悪感のないおやつを

ダイエット中でも食べてはいけないものはありません。選び方や食べ方、量に気を付ければ、甘いものはNGではないのです。

ただ、糖質が多いものはどうしても太りやすくなるので、できるだけ避けたほうがいいでしょう。甘さはあるけれど比較的太りにくい、おすすめのおやつは、**果物やドライフルーツ、カカオ含有量70％以上のビターチョコレート**などです。単品ではなく、**ヨーグルトやチーズ、ナッツ**などと組み合わせるといいですね。

食べる時間は、**昼食の4時間後、夕食の4時間前**がベスト。つまり昼食から夕食までが8時間以上空く場合は、おやつを挟むと夕飯の食べ過ぎを防げます。いくら太りにくいおやつでも、食べ過ぎないように小分けにするなど、工夫してください。

もしもお菓子作りが得意な方なら、**おからパウダーを使って**小麦粉の量を最小限に抑えたクッキー、ブラウニー、蒸しパンなどを手作りするのもおすすめです。食物繊維たっぷりで、ダイエット中に食べても罪悪感の少ないおやつができます。

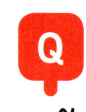

Q 飲み会になるとつい食べ過ぎてしまいます

ヘルシーなおつまみを選んで楽しんで！

ダイエット中でも飲み会に参加するのはＯＫ！　でも、**お酒には食欲を増進させる作用がある**ので、飲めば飲むほどおつまみの量も増えていきます。飲み会前に1杯のこんぶ茶を飲んで、食欲の暴走を事前に防ぎましょう。

また、お酒を飲むと血糖値が下がるので、ラーメンやごはんものなど〆の炭水化物が欲しくなります。なるべく、**低カロリーで体に良いおつまみを選びましょう**。

①低カロリーで高たんぱくな食品（刺身、赤身肉、豆腐など）
②糖質の吸収をゆるやかにする食物繊維の多い食品（野菜、ナッツなど）
③血糖値の急上昇を抑える酢や梅干を使った料理（酢の物、梅きゅうりなど）
④代謝を助けるビタミンＢ群が豊富な食品（枝豆、牡蠣、豚肉など）
⑤胃の粘膜を保護し、糖質の吸収を穏やかにするネバネバ食品（オクラ、山芋など）
⑥噛みごたえがあり、腹持ちの良い食品（チーズ、野菜スティックなど）

おつまみを上手に選べば、ダイエット中でも楽しく飲むことができます！

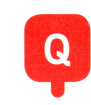

Q 忙しくてコンビニ弁当ばかりになってしまいます

カロリーや糖質表示のあるものを賢く選ぼう

コンビニ弁当やお惣菜でも、上手に利用すれば忙しいときの健康管理に役立てることができます。

コンビニで売っている食材はほとんどがカロリー表示されています。最近では糖質量も表示されているものが増えたので、**糖質を控えたい人の強い味方**です。

また、低糖質のおにぎりやスイーツ、ダイエット中に欠かせないたんぱく質を補えるサラダチキンや冷ややっこ、健康維持を助けるトクホ商品、野菜不足を補うカット野菜やサラダなど、ラインナップも充実。使えそうな商品をチェックしておいて損はありません。

コンビニ弁当を食べるときは、**スープ代わりに1杯のこんぶ茶を飲む**ことをおすすめします。体も温まって満足感がアップするので、ドカ食いを防いでくれます。**食前に飲むと摂取カロリーを20％程度抑える**という研究結果もあります。

Q

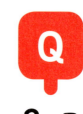

こんぶ茶ダイエットで2kgやせて以降、体重が減りません

ダイエットが順調に進んでいる証拠です

体重が2kgも減ったとのこと。とても頑張られたのですね。ある程度体重が減ったところで、急に減らなくなってしまう、いわゆる**ダイエットの停滞期**と呼ばれるものですが、私は停滞というネガティブな響きがあまり好きではないので、**ホメオスタシスがオンになった**という言い方をします。

ホメオスタシスとは「恒常性」のこと。人間を飢餓から守るために備わっている機能で、**食事による摂取カロリーが少ない時期が続いたときに、体重の減少を抑えようと働くもの**です。つまり、少ないカロリーでもやっていけるように体が省エネモードに入るので「食べていないのに体重が減らない！」ということが起こります。

ホメオスタシスがオンになるのは、ダイエットが順調に進んでいる証拠なので心配いりません。前向きに考えて、**日常生活の中で体を動かす時間を少し増やしたり、サウナで汗をかいたり**すると、停滞期をスムーズに乗り越えることができます。

Q

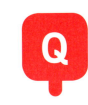

どうして体重を毎朝量ることが大切なの？

体重は1日単位でコントロールしよう

朝、体重を量ったときに、減っていたらうれしいし、変わっていなければ安心、**増えていれば、前の日を振り返って反省できます**。増えていたら、その日は食事を見直したり、間食を控えたり、一駅分歩くなどしてコントロールしましょう。減っていたときは、普段は控えているものを少しだけ食べてもOK。**朝の体重によって、その日の食事をコントロールする**ことがダイエットの近道です。

私のクリニックでは、患者さんに体重をグラフ化していただき、1日ごとに減量目標を立ててダイエットの意識づけをしてもらいます。「1週間でマイナス1kg」よりも「1日でマイナス143g」のほうが、頑張れそうな気がしませんか？

こうすると、**1日単位で減量のペースが把握できる**ので、ホメオスタシスがオンになって、体重が減らなくなったときでも慌てずにすみます。

体重計はデジタル表示で、1g単位で量れるものを選びましょう。体脂肪計付きのものなら、体重だけでなく、体脂肪の増減まで把握できるのでおすすめです。

Q

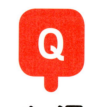

運動不足だからやせられないのでしょうか？

日常生活の中での運動「NEAT」を増やそう

運動は筋力や持久力を高め、代謝をアップするので、確かにやせるには有効かもしれません。ただ、多くの方が誤解しているのですが、**運動不足だから太るわけではないのです**。**太る原因のほとんどは食事にあります**。

通勤や通学、家事、階段の上り下りなど、運動ではない日常生活活動による消費エネルギーのことを「NEAT（Non-Exercise Activities Thermogenesis）」と呼びます。

今まで運動の習慣がなかった人や、仕事が忙しい人が、わざわざスポーツジムに入会したり、ジョギングを始めたりしなくても、会社や学校の行き帰りに背筋を伸ばして速足で歩く、階段やエレベーターを使わない、電車やバスでは座らない、家事はできるだけテキパキ行うなど、**NEATを増やすことで毎日のエネルギー消費量もどんどん増えていきます**。

NEATを増やすだけなら、**これまでの生活スタイルをあまり変えずに**、毎日の生活の中に運動を組み込むことができます。ぜひ実行してみてください。

Q

空腹でもないのに、ストレスで食べ過ぎてしまいます

温かいこんぶ茶を飲んでリラックスを

ダイエット外来で多くの患者さんを診察してきて、いちばん多いのがストレスで食べ過ぎてしまうケースです。空腹でもないのに食べたい衝動にかられるのは、習慣や依存が関係しています。意志で跳ねのけようとしても、なかなかうまくいきません。

意志が弱いから、だらしないからと**自分を責めずに、一旦食べたい衝動と自分を切り離して、客観的にとらえて**みましょう。その衝動の原因がストレスなのだとしたら自分の辛さや苦しさをありのまま受け入れてみると、気持ちがラクになります。

ストレスを感じると活動の神経である交感神経が優位になります。温かいこんぶ茶をフーフー冷ましながらゆっくり飲むことで、**副交感神経というリラックスの神経のスイッチが入ります**。さらに温かいこんぶ茶が腸に届くと、**幸せホルモンと呼ばれるセロトニン**の分泌も増えます。

こんぶ茶に含まれるグルタミン酸にもリラックス作用もあるので、ストレスで食べものに手が伸びそうになったら、ぜひ温かいこんぶ茶を飲んでみてください。

終わりに

日本人の体質や、味覚に合っていて、栄養も満点。
そして、ダイエットに肝心な「脳」を満足させて、
味覚をリセットできる食材は何だろう？
学業、仕事、子育て、介護……時間に追われて過ごす忙しい人でも、
手軽に摂れる食材は何だろう？　と考えたときに
思いついたのが「こんぶ茶」でした。

こんぶ茶なら、誰でも手に入れることができて、
お湯さえあれば、いつでも、どこでも気軽に飲めます。
しかも、おいしい！
お茶として飲むのはもちろん、
調味料として使うことで、
料理の味に奥行きを持たせることもできます。
お財布に優しいので、手軽に始められるところもいいですね。

無理な食事制限で体重を落とそうとしたり、
ガマンや根性でやせようと頑張っても、

ホルモンバランスが崩れてしまって、かえってやせません。

たまには、ストレスから
食べ過ぎてしまうときもあるかもしれません。
でも大丈夫。自分を責める必要はありません。
翌朝、起きたら1杯のこんぶ茶を飲みましょう。

ときには飲むのを忘れたり、
飲むのをやめてしまうこともあるでしょう。
それでも大丈夫。
気づいたときに、また再開してみてください。

ダイエットは、とにかく楽しく続けよう！
というのが私のモットーです。
肩の力を抜いて、笑顔で一緒にがんばりましょう！

ダイエット外来医師　工藤孝文

[STAFF]
デザイン　藤塚尚子
撮影　尾島翔太
編集・執筆　佐治 環
調理　関口絢子（エクステンション）
校閲　円水社

[著者プロフィール]
工藤孝文

減量外来・糖尿病内科医。

福岡大学医学部卒。卒業後、アイルランドとオーストラリアへ留学。帰国後は大学病院、地域の基幹病院勤務を経て、現在は福岡県みやま市の工藤内科にて、地域医療を行なっている。糖尿病・肥満治療、東洋医学・漢方治療を専門とし、NHK「ガッテン！」、NHK「あさイチ」、日本テレビ「世界一受けたい授業」、TBS「名医のTHE太鼓判！」、フジテレビ「ホンマでっか!? TV」などに肥満治療評論家・漢方治療評論家として出演。NHK「ガッテン！」では、著者出演回が、2018年度視聴率1位を獲得した。日本内科学会・日本東洋医学会・日本肥満学会・日本糖尿病学会・日本高血圧学会・日本抗加齢医学会・日本女性医学学会所属、小児慢性疾病指定医。『1日1杯飲むだけダイエット やせる出汁』（アスコム）、『リバウンドしない血糖値の下げ方』（笠倉出版社）、『なんとなく不調なときの生薬と漢方』（日東書院本社）など著書多数。

毎朝《まいあさ》こんぶ茶《ちゃ》を飲《の》んだら 2週間《しゅうかん》で3kgやせた

2019年11月22日　初版発行

著者　工藤孝文
発行者　小林圭太
発行所　株式会社CCCメディアハウス
〒141-8205 東京都品川区上大崎3丁目1番1号
電話　03-5436-5721（販売）
03-5436-5735（編集）
http://books.cccmh.co.jp

印刷・製本　株式会社新藤慶昌堂

ISBN978-4-484-19229-1